中华护理学会首届全国外科护理青年科普演讲大赛优秀案例
中华护理学会外科护理专业委员会

外科护理
健康教育案例精粹

Essential Cases Studies in Health Education of Surgical Nursing

主　审　吴欣娟

主　编　马玉芬　李子榕

副主编　丁炎明　汪　晖　李　卡

U0308555

人民卫生出版社

编者名单

主　审　吴欣娟

主　编　马玉芬　李子榕

副主编　丁炎明　汪　晖　李　卡

编　者（以姓氏笔画为序）

丁炎明（北京大学第一医院）

丁敏辉（福建省立医院）

马玉芬（中国医学科学院北京协和医院）

马玉萍（青海省人民医院）

马翊涵（首都医科大学附属北京儿童医院）

王　平（中国人民解放军空军军医大学唐都医院）

王　茁（中国医学科学院北京协和医院）（兼任编写秘书）

王　语（郑州颐和医院）

王　莹（中南大学湘雅三医院）

王　瑞（中国医学科学院阜外医院）

王丽珺（华中科技大学同济医学院附属同济医院）

王晓雪（吉林大学第一医院）

王惠君（西安交通大学第一附属医院）

尹　婷（南华大学附属第二医院）

付玲玲（山东大学齐鲁医院）

冯　超（北京中医药大学枣庄医院）

边　静（中国医学科学院整形外科医院）

朱木兰（南方医科大学南方医院）

朱怡凤（西安交通大学第一附属医院）

刘　雁（中南大学湘雅二医院）

刘秀杰（邯郸市中心医院）

刘春霞（北京大学第三医院）

孙荣荣（北京大学第一医院）

李　卡（四川大学华西护理学院）

李　静（内蒙古医科大学附属医院）

李子榕（中国医学科学院北京协和医院）

李沅洪（天津市第一中心医院）

李贤珠（福建医科大学附属漳州市医院）

李瑞华（西安交通大学第一附属医院）

杨　青（亳州市人民医院）

杨玉玲（温州医科大学附属第二医院）

吴　晨（海南医学院）

吴少兰（广西中医药大学第一附属医院）

应　嘉（浙江大学医学院附属杭州市第一人民医院）

汪　晖（华中科技大学同济医学院附属同济医院）

沈　云（河南省人民医院）

张　炯（安庆市第一人民医院）

张　萍（厦门大学附属第一医院）

张　梅（合肥市第二人民医院）

张晶晶（中国医学科学院整形外科医院）

陈　红（复旦大学附属华山医院）

陈　萌（西安交通大学第一附属医院）

陈　萍（中国医学科学院北京协和医院）

陈　聪（河南省人民医院）

陈雯雯（中国医学科学院北京协和医院）

陈静静（莆田学院附属医院）

邵　飞（中国医学科学院整形外科医院）

苑玉环（河南省人民医院）

尚　海（徐州市第一人民医院）

孟　星（河南省人民医院）

赵　梦（西安交通大学第一附属医院）

赵　琳（中国医学科学院阜外医院）

赵春霞（北京大学第三医院）

赵新明（吉林大学中日联谊医院）

保　晶（中日友好医院）

娄　媛（天津市第一中心医院）

宣梦佳（首都医科大学附属北京儿童医院）

都继微（厦门大学附属翔安医院）

钱　雪（中国医学科学院肿瘤医院）

高　杨（中国人民解放军空军军医大学唐都医院）

郭秋珍（中国医学科学院整形外科医院）

涂　静（西南医科大学附属医院）

曹海颖（中国医学科学院北京协和医院）

曹鑫彦（华中科技大学同济医学院附属同济医院）

梁水华（福建省立金山医院）

韩　丹（吉林大学第一医院）

韩明风（中国医学科学院整形外科医院）

程孝惠（苏州大学附属第二医院）

楚银萍（河南省人民医院）

赖婧玥（西安交通大学第二附属医院）

潘翠云（西安交通大学第一附属医院）

魏礼红（成都中医药大学附属医院）

编审委员会名单

贾晓宏（北京日报社）

吴欣娟（中国医学科学院北京协和医院）

马玉芬（中国医学科学院北京协和医院）

丁炎明（北京大学第一医院）

汪　晖（华中科技大学同济医学院附属同济医院）

李　卡（四川大学华西护理学院）

刘延锦（郑州大学第一附属医院）

蒋银芬（苏州大学附属第二医院）

高艳红（中国人民解放军总医院第三医学中心）

叶志霞（上海东方肝胆外科医院）

付　丽（天津医科大学第二医院）

王　薇（中日友好医院）

周　静（中国人民解放军总医院第一医学中心）

刘玮楠（中国医学科学院北京协和医院）

邓海波（中国医学科学院北京协和医院）

郭淑丽（中国医学科学院北京协和医院）

李子榕（中国医学科学院北京协和医院）

任春霞（安徽医科大学第一附属医院）

王彦艳（郑州大学第一附属医院）

魏秀玲（青海省人民医院）

陈晓燕（内蒙古医科大学附属医院）

王　茁（中国医学科学院北京协和医院）

数字内容编者名单

主　审　吴欣娟

主　编　马玉芬　李子榕

副主编　丁炎明　汪　晖　李　卡

编　者（以姓氏笔画为序）

李　莉（广西中医药大学第一附属医院）

丁炎明（北京大学第一医院）

丁敏辉（福建省立医院）

马玉芬（中国医学科学院北京协和医院）

马玉萍（青海省人民医院）

马翊涵（首都医科大学附属北京儿童医院）

王　平（中国人民解放军空军军医大学唐都医院）

王　茁（中国医学科学院北京协和医院）

王　语（郑州颐和医院）

王　莹（中南大学湘雅三医院）

王　瑞（中国医学科学院阜外医院）

王丽珺（华中科技大学同济医学院附属同济医院）

王晓莹（邯郸市中心医院）

王晓雪（吉林大学第一医院）

王惠君（西安交通大学第一附属医院）

尹　婷（南华大学附属第二医院）

田波彦（西安交通大学第一附属医院）

付玲玲（山东大学齐鲁医院）

冯　超（北京中医药大学枣庄医院）

边　静（中国医学科学院整形外科医院）

朱木兰（南方医科大学南方医院）

朱怡凤（西安交通大学第一附属医院）

刘　雁（中南大学湘雅二医院）

刘秀杰（邯郸市中心医院）

刘春霞（北京大学第三医院）

安　洁（成都中医药大学附属医院）

孙荣荣（北京大学第一医院）

李　卡（四川大学华西护理学院）

李　颖（苏州大学附属第二医院）

李　静（内蒙古医科大学附属医院）

李子榕（中国医学科学院北京协和医院）

李沅洪（天津市第一中心医院）

李贤珠（福建医科大学附属漳州市医院）

李瑞华（西安交通大学第一附属医院）

杨　青（亳州市人民医院）

杨玉玲（温州医科大学附属第二医院）

吴　晨（海南医学院）

吴少兰（广西中医药大学第一附属医院）

应　嘉（浙江大学医学院附属杭州市第一人民医院）

汪　晖（华中科技大学同济医学院附属同济医院）

沈　云（河南省人民医院）

张　炯（安庆市第一人民医院）

张　萍（厦门大学附属第一医院）

张　梅（合肥市第二人民医院）

张晶晶（中国医学科学院整形外科医院）

陈　红（复旦大学附属华山医院）

陈　萌（西安交通大学第一附属医院）

陈　萍（中国医学科学院北京协和医院）

陈　聪（河南省人民医院）

陈雯雯（中国医学科学院北京协和医院）

陈静静（莆田学院附属医院）

邵　飞（中国医学科学院整形外科医院）

苑玉环（河南省人民医院）

范智超（吉林大学第一医院）

尚　海（徐州市第一人民医院）

孟　星（河南省人民医院）

赵　梦（西安交通大学第一附属医院）

赵　琳（中国医学科学院阜外医院）

赵春霞（北京大学第三医院）

赵　健（中国医学科学院阜外医院）

赵新明（吉林大学中日联谊医院）

保　晶（中日友好医院）

娄　媛（天津市第一中心医院）

宣梦佳（首都医科大学附属北京儿童医院）

都继微（厦门大学附属翔安医院）

钱　雪（中国医学科学院肿瘤医院）

徐　涵（河南省人民医院）

高　杨（中国人民解放军空军军医大学唐都医院）

郭秋珍（中国医学科学院整形外科医院）

席春菊（中国医学科学院阜外医院）

涂　静（西南医科大学附属医院）

黄梦真（中南大学湘雅二医院）

曹海颖（中国医学科学院北京协和医院）

曹鑫彦（华中科技大学同济医学院附属同济医院）

梁水华（福建省立金山医院）

蒋汝霞（青海省人民医院）

韩　丹（吉林大学第一医院）

韩明风（中国医学科学院整形外科医院）

程孝惠（苏州大学附属第二医院）

楚银萍（河南省人民医院）

赖婧玥（西安交通大学第二附属医院）

潘翠云（西安交通大学第一附属医院）

魏礼红（成都中医药大学附属医院）

主编简介

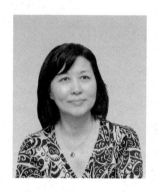

马玉芬,主任护师,硕士生导师;北京协和医院门诊部副主任,中华护理学会外科护理专业委员会主任委员,北京护理学会神经外科专业委员会主任委员,中国研究型医院学会ERAS护理学组副组长,中国静脉血栓栓塞症院内护理预警联盟副主席等;任《中华护理杂志》《中华现代护理杂志》等编委;从事外科护理及护理管理30余年;近年以第一作者或通讯作者在核心期刊发表论文50余篇,主编及参编专业书籍10余部;作为第一完成人分别获2017年中华护理学会科技奖一等奖、2017年国家卫生和计划生育委员会医院管理研究所护理质量改善提灯奖和2016年北京护理学会护理成果奖一等奖等。

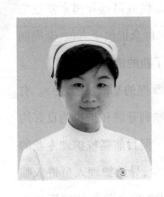

李子榕，主管护师；北京协和医院整形美容中心护士长，中华护理学会第26、第27届外科护理专业委员会青年委员组长，中华医学会整形外科学分会护理学组委员；护理执业18年，临床教学管理10余年；2011年获得"静脉输液专科护士"证书，2012年赴芬兰罗瓦涅米应用科技大学交流学习；多次参加院内外学术交流，在核心期刊发表论文30余篇，主编及参编专业书籍2部，参加院内科研课题2项；承担"首都医学发展科研基金资助项目"，获得国家实用新型专利6项，2019年荣获中国研究型医院学会护理分会优秀创新发明三等奖。

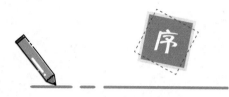

序

党的十九大报告中指出：人民健康是民族昌盛和国家富强的重要标志。要完善国民健康政策，为人民群众提供全方位、全周期的健康服务。这给全国护理工作者带来了新的机遇和挑战。

科普，即健康教育，是护理人员需要掌握的基本技能之一。有效的健康教育，不仅有助于护理工作的顺利开展和护患的良好沟通，更是提升全民健康素养的重要途径。但目前高校护理专业的课程设置中，健康教育课时设置相对较少，导致护理人员进入临床工作后，需要经过较长时间的积累，才能具备较好的健康教育能力。

本书旨在通过展示大量的实例，提升护理人员的素养和相关的传播技巧。书中不仅详细介绍了开展护理健康教育工作的具体方法，并且从 2018 年中华护理学会外科护理专业委员会组织的"首届全国外科护理青年论坛暨首届青年科普演讲大赛"中遴选了部分具有代表性的优秀视频，使本书的专业性、生动性和可读性有机地融为一体。相信本书一定能够成为广大护理人员的良师益友！

不忘初心,方得始终!中华护理学会将一如既往的给予广大护理人员坚定地支持,与大家紧密携手,进一步促进常见病、多发病相关知识在广大人民群众中的传播和普及,为建设"健康中国",实现人民群众向往的美好生活做出新的、更大的贡献!

吴欣娟

2020 年 6 月

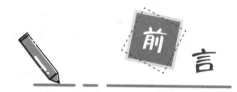

前言

　　国民健康是国家可持续发展能力的重要标志,健康日益成为国际社会的重要议题。从国家健康中国的行动纲领《"健康中国2030"规划纲要》,到党的十九大提出的"实施健康中国战略",我国以人民为中心加快健康中国建设,从顶层设计到实施路径都在一步步深化、系统化、具体化。

　　护理队伍是保障人民健康的重要力量。如何能够将健康理念更好地传递出去,让更多健康知识惠及百姓是广大护理人员肩负的使命和责任。特别是随着外科治疗理念及相关诊疗技术的快速发展,科普宣教的内容、形式和方法亟需不断更新,以更加贴近公众的健康需求、科学指导公众的健康行为。中华护理学会外科护理专业委员会在致力推动我国外科护理学术进步的同时,也把健康科普融入专业委员会工作的方方面面。

　　2018年7月,在中华护理学会各级领导的关心关注下、在外科护理专业委员会各位委员的大力支持下,外科护理专业委员会全体青年委员倾心付出、积极筹备,成功举办了"首届全国外科护理青年论坛暨首届青年科普演讲大赛",获得了广泛好评,旨在发挥中华护理学会外科护理专业委员会的平台作用和引领作用,全面提升护理人员的科普传播技能,为更好地普及医学及护理学知识、推动健康生活方式、提高全民健康素养,贡献外科护理人的一份力量。

本书依托"首届全国外科护理青年论坛暨首届青年科普演讲大赛"，在总体策划上，由中华护理学会外科护理专业委员会组织编写，翔实记录优秀案例。本书不仅包括外科健康教育丰富的案例及分析，还包括中华护理学会外科护理专业委员会的科普大赛的优秀视频，是首部由中华护理学会外科护理专业委员会发起的护理健康教育教学参考书，亦是首部集合视频及文字作品的科普书籍。本书形式新颖，密切联系临床，实用性强，期望有助于提升、拓宽护理同仁健康宣教能力的经度与纬度，促进他们更快、更好、更准确掌握技能。

编委会全体成员特别感谢支持本书编写和"首届全国外科护理青年论坛暨首届青年科普演讲大赛"的各位领导、工作人员、辅导老师、参赛选手及其所属的医院和学会，由衷地感谢您们在台前幕后付出的智慧与激情！也真诚希望所有的青年护理人在平凡的岗位上能够坚守理想、不负芳华，成为有思想、有情怀、有责任、有担当的新时期护理青年。

收官付梓之际，尽管每位编者都对每个案例反复斟酌、充分完善，但受经验所限，难免有不当之处，恳请广大读者批评指正。

马玉芬　李子榕

2020 年 6 月

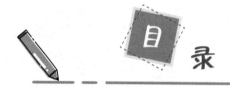

目 录

第一章　基本外科疾病健康教育

📖 第六章 泌尿外科疾病健康教育

📖 第七章 骨外科疾病健康教育

📖 第八章 整形外科疾病健康教育

第九章　外科相关治疗健康教育

参考文献

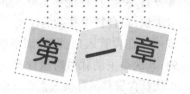

基本外科疾病健康教育

囫囵吞枣,治疗趁早

一、案例导入

杨女士,77岁,在家吃红枣时,不慎将一颗枣核咽了下去,当即感觉枣核卡在喉咙处,无论怎么使劲吞咽都无法下去。杨女士认为过1日,枣核自然会下去。第2日,杨女士开始感觉喉咙刺痛,连稀饭都无法下咽,只能喝点水。家属劝她去医院,杨女士想着要花钱,犟着就是不去,抱着侥幸心理希望枣核能吞下去再排泄出来。到了第四日,杨女士连喝水都困难才和家属到当地医院,医生检查后发现食管已经被刺破,通过喉镜、胃镜等技术已经无法取出,只能行开胸手术。

周女士,65岁,在家中收拾物品时,发现家中还有两袋粽子没有吃完,就吃了几个。由于粽子很柔软,周女士没有戴义齿咀嚼,囫囵地吃下了3个粽子后,顿时感觉咽喉疼痛,吞咽困难。随后,她立即被家属送到了当地医院就诊。主诉咽喉持续性疼痛,吞咽困难,经胃镜检查发现,食管入口狭窄处一枚枣核横行嵌入食管前壁和后壁。以防周女士病情恶化,应紧急对症处理,否则病情继续加剧会危及生命。

本文通过对案例分析、并发症及处理措施以及相关的健康宣教的介绍,旨在让容易发生食管异物的高危人群提高警惕,并且在发生异物吸入时能进行积极有效地应对处理。

二、概述

在胸外科,误吞枣核等异物是临床上常见急症之一,任何年龄均可发生。儿

1

童因喜口含杂物或进食有核果品,易不慎囫囵吞下,被梗阻成食管异物;幼儿因磨牙发育不全,食物细嚼不够,咽防御反射差,易使食物梗死于食管;成人多由于进食太快,将食物中夹杂的铁丝、竹签、鱼骨、肉骨等咽下,造成食管异物。一般异物多停留在食管入口,即解剖学的第一生理狭窄,因环咽肌的有力收缩,使食物嵌顿;其次是主动脉弓跨越食管处,即第二处生理狭窄,此处的尖锐异物最为危险,可伤及食管甚至穿破大血管导致死亡。

1. 并发症

(1) 食管周围炎和脓肿:是食管异物最常见的并发症。造成食管周围炎的原因主要是较小和较浅的食管穿孔,枣核穿透黏膜下层或肌层,在食管周围形成继发性局限蜂窝组织炎。但食管周围炎也可因严重的食管壁炎症向外扩散所致。患者常出现进行性加重的局部疼痛和吞咽困难。颈部异物则颈部有压痛点,若形成脓肿则颈部肿胀、压痛明显,可触及炎性包块。部分患者累及气管,可出现呼吸困难。

(2) 纵隔炎和脓肿:枣核刺入过深而继发感染。异物可在颈深部形成蜂窝织炎和脓肿,炎症还可由此向下扩散至上纵隔,并发展为纵隔炎和脓肿。食管胸段穿孔必然发展成为纵隔炎和脓肿。纵隔炎和脓肿的临床症状:胸骨后剧烈疼痛、高热及全身中毒,甚至出现中毒性休克。纵隔脓肿的病死率可高达 30%~55%。

(3) 大血管破裂出血:以主动脉弓破裂最为多见。异物穿通食管刺入邻近的大血管壁,或者继发感染使血管壁坏死糜烂,形成假性动脉瘤或食管动脉瘘。患者常发生致死性大出血,在病情早期(吞咽枣核 7 日左右),有反复小量呕血或便血。凡异物嵌顿于上胸部或颈部食管且有出血者,应高度怀疑大血管受损的可能,积极采取措施。

(4) 气管-食管瘘:胸段食管穿孔可以穿入气管壁而形成气管-食管瘘。

2. 护理措施

(1) 24 小时内经食管镜下顺利取出枣核者,可进食流质饮食 1~2 日,同时应用抗生素 3 日,并恢复正常饮食。

(2) 24 小时后才取枣核,食管镜下见黏膜炎症较重,取出时稍有困难,怀疑食管壁损伤者,应禁食,静脉滴注抗生素 1~2 日。无食管穿孔症状且胸透纵隔正常者,可逐渐由口进食。

(3) 高度怀疑有食管穿孔者,必须住院治疗,给予禁食、输液或鼻饲饮食,同时大剂量使用广谱抗生素,密切观察确定是否穿孔。如穿孔的诊断确定,应立即按食管穿孔进行处理。

(4) 一旦出现食管周围脓肿,脓肿位于颈段食管者可行颈侧切开引流,位于中、下段食管者则需开胸引流。

(5) 对于有严重感染的患者,应注意:

1) 加强营养和支持疗法。防止出现水、电解质紊乱,低蛋白血症和负氮平衡。

2) 对脓肿应充分引流,换药时应撑开组织,用含有抗生素的生理盐水冲洗,同时放入引流条。

3) 密切观察病情,防止出现中毒性休克等全身并发症。

三、案例分析

患者误将枣核吞下,顿感不适,但仍未及时就医。随着症状的加重,她咽喉部持续疼痛并加剧,由家属送往当地医院进行医治。胃镜可见食管入口狭窄处,有一枣核横行嵌入食管前、后壁,而此时已经出现纵隔脓肿感染,情况危急。由于枣核位置靠近咽部,处于食管狭窄段,取出非常困难,很容易出现大出血或者局部穿孔加重导致纵隔脓肿危及生命。因饮食不慎,误将枣核吞下,吞下的枣核多嵌在食管狭窄处,第一狭窄处多见,若不及时取出,可引起食管炎症和脓肿、纵隔脓肿、食管瘘,严重者可危及生命(图 1-1)。

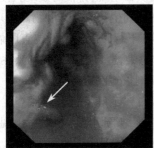 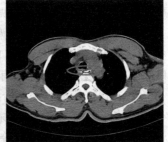

A. 食管异物镜下图　　　　B. 食管异物胸部 CT 结果

图 1-1　食管异物

年幼的孩童及年长的老人,多少都会因为感觉系统的不敏感或语言沟通的障碍,而延误了最佳的治疗时机,给疾病康复带来隐患。医护人员应加大疾病预防的健康宣教,使得大众能够在身心健康但有隐患时,能够第一时间就医,而不再讳疾忌医、因小失大。

四、健康教育

在我们的日常生活中,常常有含枣核、瓜子皮、鱼刺、螃蟹壳及骨片等的食物,有儿童、老人在进食这类含"锐器"的食物时,应在成人看护下进食或者谨慎进食,从根源避免意外伤害发生。如家里的花生、大枣、豆类、硬币、首饰等尖锐、硬的食物和物件尽量放在儿童够不到或是其他安全的地方。角落、桌子下方、沙发后面等隐蔽且易掉落食物残渣的地方,需特别警惕。老人或者儿童食用此类食物时,家属应事先仔细去刺、去核,避免在进食过程中哄逗、吓唬他们,以免造成意外。

囫囵吞枣，
治疗趁早

误吞枣核等异物，可先密切观察，及时就医。

我们应牢记：

> 进食枣时勿匆忙，
> 细嚼慢咽避灾荒，
> 异物食入即就医，
> 避灾躲祸保安康。

（高　杨）

准确术前造口定位，提高生活质量

一、案例导入

郑先生，52岁，因无明显诱因出现大便次数增多，排便时发现大便带暗红色血丝入院。超声肠镜：距肛门4~10cm处可见环周生长菜花样肿物。病理活检：直肠高分化腺癌。治疗：在全身麻醉（简称全麻）下行腹腔镜下低位直肠癌前切除，末端回肠造瘘术。术后10日出现造口旁切口感染，造口周围皮肤刺激性皮炎。查体：造口位于切口部位，切口出现红肿热痛，有脓性分泌物渗出。

陈女士，55岁，被诊断为卵巢癌。治疗：在全麻下行剖腹探查＋全子宫切除术＋双侧附件切除术＋大网膜切除术＋右半结肠切除术。术后出现腹胀、呕吐，排便少。被诊断为肠梗阻，予胃肠减压等对症处理后无明显缓解。治疗：在全麻下行剖腹探查＋小肠造口术。由于造口位置位于造口周围皮肤凹陷处，造口袋1日渗漏3次，造口周围皮肤出现刺激性皮炎。

我国肠造口患者总数已经超过100万。术前选择造口位置对造口患者非常重要，一个位置选择得当的肠造口可以使患者以后的生活过得更加有信心。本文介绍造口患者术前定位相关知识。

二、概述

1. 肠造口的定义　肠造口是一种常见外科治疗手段，通过手术暂时或永久性地将肠管提至腹壁，作为排泄物的出口，俗称人工肛门。

2. 造口护理的意义　提高每一位造口人士的生活质量，是造口护理最重要的意义。中国造口之父俞德洪教授曾经说："造口术后患者生活质量得不到改善，手术便没有任何意义"。我们常常关注的是造口护理，但造口手术前定位往往是被忽略的。如果术前位置选择不当，则会对术后护理增加许多困难。所以良好的术前定位，可以提高患者术后的生活质量，减少渗漏。

3. 理想的造口　应该是高出皮肤1~2cm，圆形，造口黏膜颜色为红色或牛肉红色;位于腹部平坦处,患者视力能够观察处理方便的地方(图1-2)。

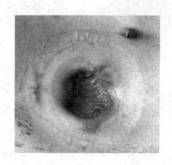

图1-2　理想的造口

三、案例分析

郑先生的造口建于手术切口上,影响到术后换药及造口袋的粘贴,术后排泄物渗漏加重伤口的感染,增加了造口周围刺激性皮炎的发生,加大了造口护理的难度,严重影响患者自我护理的信心。

陈女士的造口建于皮肤凹陷处,造口周围皮肤不平、造口平齐、造口凹陷容易导致造口袋的粘贴不牢,粪便渗漏情况的持续发生,易发生刺激性皮炎。反复的更换造口袋容易导致机械性损伤及影响到患者的睡眠。这样严重影响了造口患者术后生活质量。所以造口护理应从术前定位开始(图1-3)。

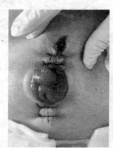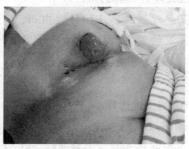

图1-3　建于切口上和皮肤凹陷的造口

四、健康教育

(一) 造口定位

1. 造口定位的意义　位置不平坦而使得造口袋粘贴困难,容易引起大便渗漏,造口患者生活不便及引起造口周围皮肤损伤,频繁更换造口袋将加重患者的经济负担。由于造口位置选择不当,当患者姿势改变时,常常会影响造口袋与皮肤之间粘连的密合度,排泄物容易渗漏而刺激造口周围皮肤,引至皮肤的红肿、溃烂、疼痛和感染。造口位置不良易导致造口脱垂、造口旁疝、造口回缩或狭窄等发生。

2. 造口定位的步骤

(1) 定位前的评估:①病史、职业和生活规律、皮肤情况;②语言沟通能力、视力、手的灵活性;③患者及家属对造口手术的了解及接纳程度、社会心理状况、经济状况。

（2）造口定位的时间和准备：造口定位应根据造口原因、手术方式和患者情况等综合因素考虑决定。定位时间选择应在手术前而不是手术后。环境上应保证合适的光线和室温，保护好隐私。物品准备：造口袋、马克笔、棉签、酒精。

（3）造口定位的实施条件：患者能看到及手能触及的地方。要远离骨骼、肚脐、刀疤处，也不应该定位在系腰带的横线上。位于腹直肌内，要有足够的位置贴袋。还要根据手术的要求：小肠造口（右下腹），乙状结肠造口（左下腹），横结肠造口（左／右上腹）。

 知识链接

腹　直　肌

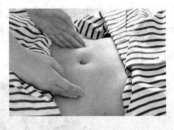

腹直肌位于腹前壁正中线的两旁，居腹直肌鞘中，上宽下窄，腹直肌与深层的腹外斜肌、腹内斜肌、腹横肌共同组成腹前外侧肌群。腹直肌保护腹腔脏器及维持腹内压，保持腹腔脏器位置的固定，因此造口开于腹直肌上可减少造口旁疝并发症的发生（图1-4）。

图1-4　腹直肌

（4）造口定位的位置选择

1）乙状结肠造口

方法1：左下腹脐部与髂前上棘连线，在内上1/3的腹直肌内。

方法2：脐部向左做一水平线约5cm，与脐部向下做垂直线约5cm，选择在腹直肌内的区域。

2）回肠造口和泌尿造口：方法与乙状结肠造口相同（右下腹）。

3）横结肠造口：在左或者右上腹以脐部和肋缘分别作一水平线，在两线之间的腹直肌内。

（5）造口定位的方法：解释造口定位的目的，增加患者手术自信心，并取得配合。患者取平卧位，双手抱于头后枕部，抬头看自己的脚尖，注意手部勿用劲头用劲。找到患者的腹直肌，腹直肌位于腹部最大块肌肉。以回肠造口为例：将脐部与右侧髂前上棘做一连线，取中内上1/3位置，做定位标记。标记需在腹直肌内。将患者扶起坐位观察定位标记是否在腹部最高处，指导患者站位观察是否能看到及手能触及。确定位置后将记号画一大小约3cm×3cm实心圆圈。用皮肤保护膜固定标识，并交代注意事项（图1-5）。

（二）注意事项

脊柱畸形患者选择腹部平坦、脂肪皱褶较少处。坐轮椅患者，必须坐在轮椅

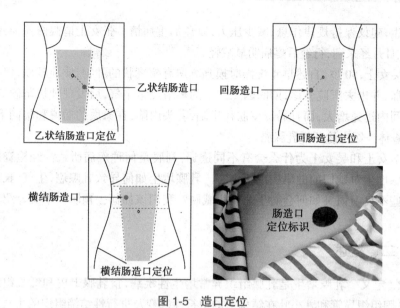

图 1-5　造口定位

上进行评估。婴儿应设置于腹部中央,或者肚脐与肋骨下缘连线的中线。幼儿设置在肚脐下,因成长时体型改变,造成护理困扰,需要重新选择造口位置。肠梗阻患者由于腹部隆起明显,难以辨认腹直肌,造口位置由手术医生选择。新旧造口位置间隔至少 5cm 以上,以预防旧造口愈合后产生的瘢痕收缩而导致新造口周围皮肤的不平整,影响日后的护理。泌尿造口与肠造口同时进行时应最好是左右两侧各一个造口,避免在同一水平线上,泌尿造口在上方。

作为一名造口治疗师,我们应该全面评估患者,把造口定位作为造口护理的首要步骤,这样才能防止造口袋的渗漏及提高患者的生活质量。

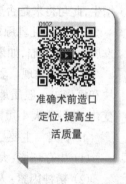

准确术前造口定位,提高生活质量

（朱木兰）

隐隐不适的乳房

一、案例导入

李女士,30 岁,自述平时体健,近日连续熬夜加班后自感两侧乳房胀痛,且右侧乳房偏重,不可触碰,无法工作,此时尚未来月经,去医院就诊。医生诊断为乳腺增生,建议保持规律作息,减少压力,以免加重病情。张女士请假修养,心情好转,数日月经来潮,行经后疼痛明显减轻。

吴女士,50岁,自述早年洗澡时摸到乳房有疙瘩状的肿物,质地较软,伴有些许疼痛,并未去医院就诊,期间因工作上的事情经常生气,后发现肿块坚硬如石,短时间内迅速增大,而且局部皮肤往里陷,乳头内陷,在家属的劝说和陪同下,去医院查体。医生诊断为乳腺癌。

李女士和吴女士为什么会有不同遭遇,到底是何种疾病所致?经检查原来是乳腺增生对她们的健康构成了伤害。乳腺增生如何导致乳腺癌,生气、长期熬夜这些不良习惯又如何会对生命产生威胁?我们该如何去预防?本文介绍乳腺增生。

二、概述

1. 定义 乳腺增生是乳腺组织异常增生性疾病,指乳腺上皮和纤维组织增生,乳腺组织导管和乳小叶在结构上的退行性病变及进行性结缔组织的生长。其发病原因主要与内分泌障碍有关。

2. 分类

(1) 生理性乳腺增生:大多数都是生理性的,与生理周期有关,育龄妇女处于正常周期性的激素分泌,就像子宫表现出月经周期一样,乳腺则表现出月经前的增生,此与将来是否患乳腺癌无太大关系。

(2) 病理性乳腺增生:主要由于内分泌紊乱。少数是非典型性乳腺增生,可能发展为乳腺肿瘤,如果是摸到有结节感,建议及时到医院就诊,通过检查,明确诊断。

3. 临床表现 乳腺增生是发生于乳腺的一种良性疾病,主要表现为乳房的肿块和疼痛。一般质地较软或者韧而不硬。伴有压痛,常随月经周期或情绪而发生变化,其肿物大小短期内无增大趋势。本病病程长,发展缓慢。

4. 病因 主要是内分泌激素失调。

(1) 生存环境:大气污染。

(2) 精神因素:人体内环境可因精神刺激而影响内分泌系统功能。如精神过于紧张,情绪过于激动,生气。

(3) 不良生活习惯:佩戴过紧的胸罩,长期熬夜,长期劳累,夫妻不和,人工流产,不生育或30岁以上生育,不哺乳或哺乳时间短,饮食中含被激素催熟的食物或含激素的保健品或者高脂食物。

三、案例分析

李女士因长期超负荷的工作,作息不规律,精神过于紧张,出现乳房的胀痛,无法正常工作的症状,实则是患上乳腺增生症。吴女士面对出现的症状未予重视,故当肿块进一步恶化变硬,幸而在家属的劝导下尽快就医。据研究表明,乳腺增生的患者群越来越趋于年轻化。若吴女士在出现乳腺增生的症状时能够及时就医,减少生气等不良的情绪影响,科学诊断,积极配合治疗,或许结局就会不同。

四、健康教育

日常生活中避免或减少对乳腺增生不利的因素是十分重要的。

合理的预防可降低乳腺增生的发病率,预防措施有以下内容:

1. 保持规律的生活习惯 生活作息要有规律,劳逸结合,张弛有度,不要经常熬夜,不要过度疲劳,不要有白日睡觉晚上活动的生物钟颠倒行为。保持大便通畅会减轻乳腺胀痛。佩戴胸罩要舒适,松紧适宜,因为过紧的胸罩会压迫淋巴,不利于血液循环,有碍乳腺健康。

> **防增宝典**
>
> 隐隐作痛要重视,
> 及时排查牢于心,
> 关爱自己多一点,
> 保持心情乐开颜。

2. 保持良好的心态 心理因素对此病的防治非常重要,因此我们要有正确的认识,不良的心理因素会加重内分泌失调,促使增生症的加重。解除不良的心理刺激至关重要,特别是对于心理承受能力较差的人更应该注意。保持情绪稳定,减少生气,减少激动。如压力过大时,积极应对解决,要自信,不逃避,选择自己喜欢的放松方式(如运动、听音乐、旅游、做自己喜欢的事)。活泼开朗,积极向上,处事豁达才是我们该有的生活态度。

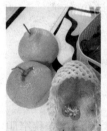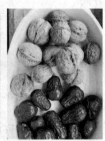

图 1-6 水果、坚果

3. 改变饮食习惯 多吃蔬菜、粗粮和水果(如核桃、黑芝麻、黑木耳、蘑菇)(图1-6)。减少雌激素的摄入(如蜂胶、蜂王浆,含雌激素的美容产品,用雌激素喂养的鸡鸭牛肉)。少吃油炸食品(如烤串、油条),少吃高热量食物(如糖类、巧克力),少吃高脂肪食物(如肥肉、鱼油、猪蹄、奶油),少吃辛辣刺激的食物,控制动物蛋白的摄入(虾、鸡蛋、牛奶、家禽肉)。

4. 适当运动 适量运动消耗多余的脂肪,因为脂肪过多会影响卵巢的内分泌,从而导致乳腺增生。

5. 调理月经 通过调理内分泌、调理月经也能很好的防治乳腺增生。

6. 家庭生活方面 保持和谐的性生活,亦可调节内分泌,刺激孕激素的分泌,增加对乳腺的保护与修复能力。避

隐隐不适
的乳房

免多次人工流产,采取安全的避孕措施。避免服用含雌激素的避孕药。

7. 妊娠、哺乳　妊娠使孕激素增加,能有效地保护和修复乳腺;产妇采用母乳喂养,哺乳能使乳腺充分发育且断奶后不易出现乳腺增生。

(冯　超)

小磁铁,大作用

一、导入案例

小潘在一次训练的过程中意外受伤,导致多脏器严重复合损伤和失血性休克,经某医院治疗病情得到控制,但多脏器复合损伤继发高位胆道狭窄闭塞问题一直未能解决。小潘先后辗转多个城市,2 年时间,9 次手术,历尽了病痛的磨难。最终某医院利用磁压榨技术为小潘实现胆道再通手术,解决了问题。磁压榨是磁外科的一种,本文将为大家介绍磁外科。

二、概述

1. 定义　磁外科是将磁力、磁性材料与外科学相结合,研发新的器械、术式以解决临床实际问题的新兴学科。磁压榨吻合是利用磁铁间相互吸引产生的挤压作用,使磁体间组织缺血坏死,坏死旁组织逐渐粘连愈合的一种技术(图 1-7)。

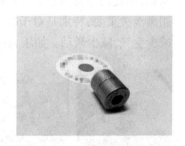

图 1-7　磁性材料

2. 优势　结构简单。缩短了手术时间;吻合效果好;减少术后并发症;减少患者痛苦;降低了手术费用。

3. 临床应用　无创治疗慢性重大疾病。已成功实施国内首例磁压榨狭窄胆道疏通术;世界首创磁压榨直肠阴道瘘闭合修补术;国内首例磁压榨狭窄食道疏通术;自创磁吻合快速静脉转流装置;国际首创磁吻合肝脏百秒植入技术。

三、案例分析

小潘危及生命主要的问题是高位胆管的狭窄闭塞致肝内胆汁淤积和胆管炎的反复发作,为控制病情,行经皮肝穿刺胆道外引流术,胆汁一直处于外引流状态,因此他需要每日回输外引流的胆汁来解决消化吸收问题。解除狭窄,迫在眉睫。多次辗转,小潘无法再次耐受手术,医院应用磁压榨技术为其行磁压榨胆道疏通术,历经 5 小时成功完成狭窄胆道两端磁铁的互吸固定。历经 1 个多月磁体间组织缺血坏死,坏死旁组织逐渐粘连愈合,最终形成通路,可以提高小潘的生活质量。正如空中加油机的磁浮锚定技术能让加油机实现在空中的瞬间对接,实现加油任务,磁压榨技术也是利用磁铁相吸的原理将两个手术部位联合起来,这样既缩短了手术时间,又减少了术后并发症。一般情况下,临床上我们用手工缝合的方式把胆道断端与肠道断端联合起来形成一个通路。磁压榨吻合技术则是把一个磁环放在胆道断端,把另一个磁环放入肠道断端,利用磁铁间的相互吸引作用使两个断端吻合形成一个通路,然后磁铁经过肠道蠕动同排泄物一起排出体外为患者打通了生命的通道。如今,胆道组织重建无须缝线,磁压榨吻合时间是手工缝合的四分之一,目前已在临床上得到了广泛的应用。

四、健康教育

1. 接受磁压榨技术治疗的患者应该认真听从医护人员的指导,带管出院患者要保持引流管通畅,患者翻身、活动时避免将导管脱出,扭曲。

2. 手术后早期进无脂流食,可进米汤、果汁、菜汁、藕粉等。以后可进低脂半流食,每日 5~6 餐,烹调方法宜采用氽、清蒸、烩、煮等,禁止食用含脂肪多的食物,如肥肉、肉松、花生米、芝麻、核桃、油酥点心等。

3. 注意劳逸结合,避免过度劳累,适当进行户外活动及轻度体育锻炼,以增强体质,防止感冒及其他并发症的发生,但应注意,在磁铁排出体外之前避免在强磁场中活动。

4. 保持心情舒畅和充足的睡眠,每晚持续睡眠应达到 6~8 个小时。

5. 遵医嘱按时用药,定期复查,一般术后每隔 1 个月、3 个月复查 1 次;以后每 6 个月复查 1 次;3 年后,一般可每年复查 1 次。

小磁铁,
大作用

（赵　梦）

呵护小小"玫瑰花"

一、导入案例

患儿,女,6 个月,被诊断为小肠多发穿孔、肠梗阻、坏死性小肠结肠炎;术中探查见肠管多发粘连,腹腔内粪渣样渗液约 100ml;小肠肠管可见散在褐色斑块,距屈氏韧带 100cm 处小肠肠壁菲薄、穿孔,范围约 3cm×2cm,部分被大网膜包裹;距回盲部 120cm 亦可见系膜对侧肠管管壁坏死穿孔,约 2cm×1.5cm;另距回盲部 50cm 内近端小肠肠管多出变薄,有穿孔趋势。治疗:减压肠管,切除穿孔的两处病变肠管,距回盲部 50cm 处肠管切开并减压,行双孔造瘘术。因患儿营养不良,发育迟缓,回肠造口排便次数多、稀、不成形。又因患儿年龄小,佩戴时不配合,且双孔造口操作复杂,底盘剪裁不合适,造成粪水渗漏,发生粪水性皮炎。

儿童皮肤娇嫩,造口周围皮肤如何保护? 术后如何进行护理? 本文介绍俗称"人工肛门"的肠造口。

二、概述

1. 定义　肠造口术是指因医疗需要,外科医生在患者腹壁上人为开口,并把一段肠管拉出腹壁,开口缝于腹壁,用于排泄粪便。

2. 适应证　儿童行肠造口术多见于先天性疾病,如先天性肛门直肠畸形、先天性巨结肠、先天性肠闭锁、新生儿坏死性小肠结肠炎,也有如肠梗阻、外伤性肠破裂等一般情况差无法行根治术者,以及腹腔广泛感染等危重急腹症。

3. 目的　解除肠梗阻,促进肠疾病的痊愈,尽早恢复肠道通畅和血液供应。儿童多为暂时性造口,一般 3~6 个月后行关瘘术。

4. 正常肠造口特点　由黏膜包裹,表面有许多毛细血管,肠管呈红色或者粉红色,大小不一,形态多为圆形或椭圆形,突出腹部 1~2cm,质地柔软有光泽(图 1-8)。

5. 并发症　由于患儿年龄小、不易配合、皮肤娇嫩及抵抗力低等特点,儿童肠造口最容易发生的并发症是粪水性皮炎(图 1-9)。主要原因有以下几点:患儿好动;自我控制能力差,不易护理;儿童的肠造口与腹部切口相近,导致粘贴造口袋的皮肤面积小,更换造口袋的难度更高;皮肤抗病能力差,大便多为稀水便,容易渗漏被细菌感染;皮肤薄嫩,抗损伤的能力低。

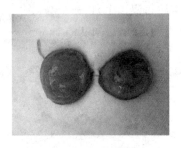
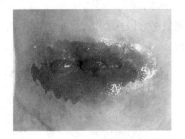

图 1-8　正常肠造口特点　　　图 1-9　粪水性皮炎

三、案例分析

此患儿因营养不良,回肠造口排便次数多、稀、不成形,又因患儿年龄小,佩戴时不配合,且双孔造口操作复杂,底盘剪裁不合适,患儿出院回家后家属未能掌握更换造口袋的技巧以及处理问题的能力,造成粪水渗漏,发生粪水性皮炎。

在一期造口术到二期关瘘术期间需要其家属全程照看,如果没有恰当地护理,一方面会增加二期手术难度,不利于伤口愈合,另一方面耽误患儿的生长发育,严重的情况下还可威胁患儿生命。因此,对于家属的健康教育尤为重要。若患儿家属知晓肠造口袋更换的护理要点,对造口周围皮肤进行保护以及饮食控制,那么出现粪水性皮炎的概率会大大降低。

 四、健康教育

家庭护理的重点环节有三方面:

1. 在更换造口袋方面　晨起用餐前是更换造口袋的最佳时间,这个时间排泄物最少;更换时尽量选择透明造口袋,以便观察肠造口黏膜颜色及造口底盘浸渍情况,如造口颜色发紫或发黑需要及时就医;底盘浸渍明显,皮肤有瘙痒感,则提示需要调整更换造口袋的时间;造口底盘裁剪大小要合适,过大,粪便渗漏损伤造口周围皮肤;过小,肠造口会受到压迫,影响血液循环,造成肠造口水肿等严重的不良反应。

2. 在皮肤护理方面　遵循清洁—干湿平衡—皮肤保护的原则,对肠造口及周围皮肤进行保护。每次便后用温水清洗造口,擦拭力度温和,采取轻拍式;在造口周围皮肤上使用皮肤保护剂(造口护肤粉＋皮肤保护膜),可有效隔离粪便与皮肤的接触;同时保持其周围皮肤的干燥清洁(图1-10)。

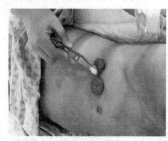
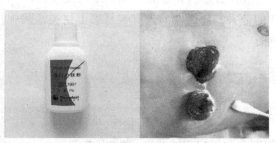

A. 肠造口清洁　　　　　　　　B. 使用造口护肤粉

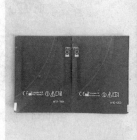
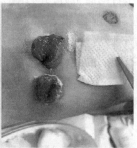

C. 使用皮肤保护膜

图 1-10　肠造口皮肤护理

呵护小小
"玫瑰花"

3. 在饮食方面　遵循少食多餐、勿暴饮暴食原则,少食易产气、产味、易腹泻、易便秘的食物;可进食适量的粗纤维食物,以免大便干燥;避免进不洁及油腻的食物,防止腹泻的发生;严格控制自身体重,防止造口凹陷加深。

(马翊涵)

五分钟读胰腺

 一、导入案例

王先生,38岁,中药材经销商。因"进食油腻性食物数小时后上腹部突发性疼痛"来医院就诊。诊断:急性胰腺炎。随机血糖:15.6mmol/L。既往有胰腺炎病史8年余,1年内因反复上腹部疼痛多次住院。近3个月内体重下降约6kg。王先生日常喜好烟酒,住院期间病情缓解后曾多次吸烟,被护士发现,护士劝阻无效。

是什么原因让王先生在8年内反复住院? 这个疾病会给王先生带来什么样的危害? 什么样的人群容易患上这类疾病呢? 本文介绍胰腺的相关疾病及预防。

二、概述

(一) 定义

胰腺是人体第二大消化腺,呈长棱柱形,外观呈淡粉或淡黄色,致密而柔软,为实质性脏器。位于胃的后下方,其右端于十二指肠相邻,左端与脾脏相邻,在第1、2腰椎水平横贴于腹后壁(图1-11)。胰腺疾病是胰腺所有疾病的统称,包括胰腺先天性疾病、胰腺损伤性疾病、胰腺炎症性疾病、胰腺囊性病变和胰腺分泌性肿瘤等。

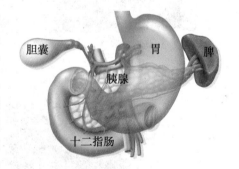

图1-11　胰腺解剖位

(二) 功能

胰腺是兼有外分泌和内分泌功能的腺体。

1. 胰腺外分泌部分　由腺泡和导管组成,其分泌物胰液具有很强的消化力,可分解消化蛋白质、糖类和脂肪等。

2. 胰腺内分泌部分　即胰岛。人胰岛中含有 3 种分泌细胞。α 细胞,分泌胰高血糖素;β 细胞,分泌胰岛素;δ 细胞,分泌促胃液素和生长激素。这三种内分泌细胞在功能上相互影响,对维持正常血糖水平起着十分重要的作用。

（三）临床表现

1. 急性胰腺炎　腹痛、腹胀、恶心呕吐、腹膜刺激征、发热、高血糖、高血钙等。

2. 慢性胰腺炎　腹痛、消化不良、黄疸、糖尿病等。

3. 假性胰腺囊肿　上腹部疼痛、黄疸、营养不良等。

4. 胰腺肿瘤　上腹痛、上腹部饱胀不适、黄疸、体重减轻、食欲减退等。

（四）病因

1. 吸烟　有资料表明,烟雾中的亚硝胺有致癌作用,吸烟者胰腺癌的发病率为非吸烟者的 2~5 倍,发病年龄提前 10~15 年。

2. 饮食　实验研究显示,胰腺癌发病与进食高热量饮食有重要的关系,大量摄入新鲜蔬菜和水果可降低患胰腺癌的危险性,而油炸食物可增加发病率。

3. 过量饮酒　是急性胰腺炎的主要致病危险因素。酒精除了能直接损伤胰腺,尚能间接刺激胰液分泌,引起十二指肠乳头水肿和胆胰壶腹括约肌痉挛。

4. 胆道疾病　胆石症、胆管蛔虫、十二指肠乳头水肿或狭窄、胆胰壶腹括约肌痉挛等。

5. 慢性胰腺炎　部分学者认为,慢性炎症刺激能使胰腺管壁组织变性,最终可演变为癌。

6. 十二指肠液反流　当十二指肠内压力增高,十二指肠液可向胰管内反流,其中的肠激酶等物质可激活胰液中各种分解蛋白的酶和磷脂酶 A,从而导致急性胰腺炎的发生。

7. 创伤因素　上腹部钝器伤、穿通伤、手术操作(如经内镜逆行性胰胆管造影术和内镜经乏特氏壶腹胆管取石术)等。

8. 其他　糖尿病、高脂血症、高血钙、遗传因素、药物因素等。

三、案例分析

王先生因工作需求不得不面临着交际应酬,所以几乎无法做到健康饮食。王先生虽然了解胰腺炎的危害,但是自控能力差,抱有侥幸心理,认为只要来医院便可以缓解疼痛。殊不知这种反复发作的急性胰腺炎已演变为迁延不愈的慢性胰腺炎。如果王先生不加以控制任其发展必然会对胰腺造成不可逆转的损伤,甚至可能发生癌性病变。90% 的胰腺癌患者在诊断后 1 年内死亡,5 年的生存率仅 1%~3%。

四、健康教育

合理的预防可降低胰腺疾病的发病率。

1. 禁烟，不饮酒或少饮酒。

2. 饮食应规律化，不可暴饮暴食，特别是不应一次性进食大量高脂肪高蛋白食物。应适当摄入新鲜的蔬菜水果，减少刺激性食物的摄入，应做到少吃煎炸烤等油腻食物。

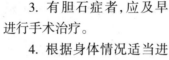

护胰小贴士

日常饮食不宜饱，
生冷油炸尽量少，
不吸烟来不喝酒，
合理锻炼少不了，
必要体检按时做，
健康胰腺伴您老。

3. 有胆石症者，应及早进行手术治疗。

五分钟
读胰腺

4. 根据身体情况适当进行有氧运动，如太极拳，五禽戏，游泳等。

5. 积极治疗代谢性疾病，积极防治动脉硬化。

6. 谨慎用药，如激素、吲哚美辛、雌激素等药均可以诱发胰腺炎。

7. 定期进行身体检查。

（杨 青）

乳腺增生那些事儿

一、导入案例

王女士，37 岁。产后内分泌失调，近半个月自觉月经前左侧乳房胀痛，时常伴有刺痛，疼痛加重时影响生活。3 日前于门诊就诊，彩超示乳腺增生，其他检查无明显异常。医生建议：生活规律，保持心情愉悦；多运动，避免滥用避孕药及含雌激素美容用品或食品；定期体检，不适随诊。乳腺增生对女人们的健康产生了威胁，如何去应对？本文介绍乳腺增生的相关知识。

二、概述

1. 定义 乳腺增生是指乳腺上皮和纤维组织增生，乳腺组织导管和乳小叶在结构上的退行性病变及进行性结缔组织的生长。其发病原因主要是由于内分泌激素失调，是女性最常见的乳房疾病，其发病率占乳腺疾病的首位。

2. 分类 乳腺增生分为生理性、病理性乳腺增生。如果乳房疼痛伴随月经周期，经检查为生理性，轻、中度可不需要做特殊处理。改变生活习惯，保持轻松愉悦的心情，便自行消退。若发现是非周期性乳房疼痛，检查为病理性，有乳腺肿块或乳头溢液,则需要积极治疗。尤其是囊性增生类型,由于存在癌变的可能,不能掉以轻心。

3. 临床表现 乳房肿块可发于单侧或双侧乳房内,单个或多个,好发于乳房外上象限,亦可见于其他象限。少数患者可出现乳头溢液,为自发溢液,淡黄色、无色、乳白色浆液。本病患者可兼见月经前后不定期,量少或色淡,可伴痛经。患者常感情志不畅或心烦易怒,每遇生气、精神紧张或劳累后加重。如有以上症状,应尽快就医。

4. 病因 目前尚不明确,多认为与内分泌失调及精神、环境因素等有关。不良生活习惯,饮食结构不合理。长期服用含雌激素的保健品、避孕药等。

三、案例分析

乳腺增生症病变多弥漫,局部手术切除不能解决根本问题。该病本身并无手术治疗的指征,外科干预主要目的是为避免漏诊、误诊乳腺癌,或者切除可疑病变。王女士在乳房出现疼痛症状时,应尽早去医院进行治疗,调节自我心情,学习如何在家自检,调整生活方式,定期复查,出现异常时便可及时发现。

四、健康教育

合理的预防可降低乳腺增生疾病,预防措施有两方面:

1. 建立良好的生活方式,多吃新鲜蔬菜和水果,改变饮食结构,生活规律,劳逸结合;戒烟,多运动;保持舒畅愉悦的心情、乐观的情绪,如有心理问题应做好心理疏导;禁止滥用避孕药及含雌激素美容用品或食品;避免人工流产,坚持哺乳,能防患于未然。

2. 自我检查和定期检查。自查与乳房专项体检相结合,同时还要筛查自己是否属于高危人群。

(1) 自我检查:对于绝经期女性,月经来潮后第3~7日是检查的最佳时间,此时雌激素对乳腺影响最小,乳腺处于相对静止状态。而绝经后女性由于体内雌激素减少,受内分泌激素的影响也小,因而可随意选择就诊时间。

自检首先是视诊,观察两侧乳房是否对称,大小是否相似,两侧乳头是否在同一水平上,乳头是否有回缩凹陷,乳头、乳晕有无糜烂,乳房皮肤有无水肿和橘皮样变,是否有红肿等炎性表现,乳腺区浅表静脉是否怒张等。其次是触诊,可取立位或仰卧位,一手放在头后方,用另一只手进行检查;手指要并拢,从乳房上方顺时针按外上、外下、内下、内上、腋下顺序,系统检查,检查完乳房后,用示指和中指轻轻挤压乳头,观察是否有带血的分泌物。注意不要遗漏任何部位,不要用指尖压或是挤捏。自我检查的目的是提高自我防治意识,并不能替代专科检查。若发现异常,不要惊慌,前去医院就诊。若无异常,保持良好的自检习惯,定

**乳腺增生
那些事儿**

期排查。

（2）定期检查:对于腺体丰富且小于35岁年轻女性来说,彩超检查是首选,彩超没有射线伤害,更适合育龄期女性。建议每年检查一次。一般在30岁之前至少应该行一次钼靶检查,30~40岁每2~3年检查一次,40岁以后1~2年检查一次。当钼靶和彩超都无法确诊病情,但医生又怀疑患者有恶性病灶时,应该加做乳房磁共振。

（陈　聪）

吃出来的胰腺炎

一、导入案例

郑先生,40岁,昨日公司聚餐时喝了较多白酒,回家后,突发上腹部疼痛,疼痛剧烈难以忍受,伴有呕吐,呕吐物为胃内容物,急诊入院。入院后,医嘱给予吸氧及心电监护,禁饮水,留置胃管进行胃肠减压,给予静脉补液及生长抑素等治疗。出现血压下降,心率加快,呼吸困难,尿少,遂转至重症监护室继续治疗。4周后郑先生出现寒颤、高热,因胰腺坏死合并周围组织感染行开腹清创引流手术,术后20日后好转出院。

周先生,36岁,体形偏胖,喜食肉类,在朋友聚会时食用较多烤羊肉串等肉食后,突发腹胀,持续性腹痛,逐渐加重,难以忍受,并向腰背部放射,伴恶心、呕吐,呕吐后腹痛仍未缓解,遂急诊入院。查体:上腹部压痛、反跳痛及腹肌紧张,腹胀明显,肠鸣音减弱。B超示脂肪肝、胆囊炎。实验室检查示血、尿淀粉酶增高,血脂明显升高。给予禁食、胃肠减压、肠外及肠内营养支持、抗酸抑酶补液等治疗,病情逐渐好转,20日后出院。

从这两个案例中,我们发现郑先生因为大量饮酒,周先生因为进食大量油腻食物,出现相同的症状和体征,引发了同一种疾病,甚至危及生命。他们都是因为"吃",抵挡不住舌尖上的诱惑,才导致如此严重的后果。是什么样的疾病,发病如此之急、病情如此之险？日常生活中,我们如何预防此类疾病的发生？在治疗期间,我们又该如何应对？本文介绍急性胰腺炎。

二、概述

1. 定义　急性胰腺炎(acute pancreatitis, AP)是指多种病因导致胰酶在胰腺内被异常激活引起胰腺组织自身消化、水肿、出血甚至坏死的炎症反应。正常情况下,胰腺腺泡产生不具有活性的消化酶,经细胞分泌运输到胰管内,然后被送到小肠内被激活后发挥消化作用。反之,任何原因造成酶原不适时的提前激活都可引起急性胰腺炎。

2. 分类　急性胰腺炎根据其病程及严重程度分为轻症急性胰腺炎和重症急性胰腺炎。轻症急性胰腺炎无胰腺坏死和全身局部并发症,只引起轻度代谢紊乱,临床经过呈自限性,预后好,死亡率<1%。重症胰腺炎病情险恶,常伴有脏器功能障碍,或者出现坏死、脓肿或假性囊肿的局部并发症,或者两者兼有。合并腹腔感染严重者需行手术治疗,预后较差,病死率高达10%~30%。

3. 临床表现

(1)"痛":腹痛突然发作,疼痛剧烈而持续,可向腰背部放射。多由进食油腻食物、饱餐、过量饮酒等诱发。

(2)"吐":呕吐多为胃内容物,呕吐后疼痛不缓解。

(3)"胀":腹胀常与腹痛同时存在。

(4)"热":早期约38℃左右,胰腺坏死感染时可出现高热。

(5)"黄":部分患者因胆道受阻可出现黄疸。

重症急性胰腺炎可出现休克和器官功能障碍,如血压下降、呼吸困难、意识模糊甚至昏迷等(图1-12)。

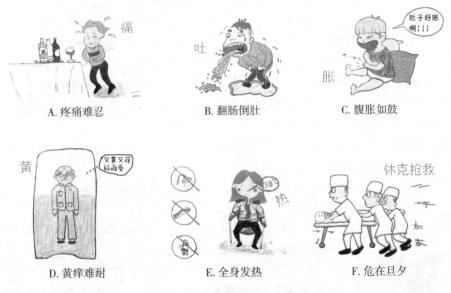

图 1-12　急性胰腺炎临床表现

4. 病因　引起急性胰腺炎的病因较多,多见于胆道结石、酗酒、高脂血症、创伤、感染、妊娠等因素。其中,暴饮暴食、酗酒等原因诱发的急性胰腺炎在生活中更容易被忽视。

三、案例分析

郑先生聚会时大量饮酒诱发急性胰腺炎，原因是酒精不仅能直接损伤胰腺，还可刺激胰液分泌，造成胰腺自身及周围组织坏死，最终导致休克等危及生命的情况发生。据研究调查表明，重症急性胰腺炎的病死率可达 30%，某些地区，甚至高达 50%。若郑先生能经得起美酒的诱惑，或许就不会徘徊在生死线上。

周先生因进食较多肉类，导致血脂明显升高，血液黏滞度增高，胰腺血液循环障碍，致使胰腺腺泡受损，胰液分泌损伤胰腺，经历 20 日治疗后，虽好转出院，但自此再与烧烤、红烧肉等美食无缘。如果周先生在日常生活中，能注意控制饮食，加强锻炼，急性胰腺炎或许就不会发生。

四、健康教育

合理的饮食、积极的治疗是减少急性胰腺炎发生、提高预期治疗效果、降低复发概率的关键。

1. 合理饮食，减少诱因　养成规律的进食习惯，抵制舌尖上的诱惑，避免过于油腻食物，避免暴饮暴食，过量饮酒。胆道疾病、高血脂是急性胰腺炎的常见病因，所以患有这些疾病的人群在控制饮食的同时，还要及时就医，尽早治疗。

> **急性胰腺炎防治小贴士**
>
> 吃货易患胰腺炎，遵医重教记心间。
> 胰腺发炎莫要慌，快找医生来帮忙。
> 胆道疾病早治疗，清淡饮食最重要。
> 避免暴饮与暴食，戒烟戒酒忌油腻。
> 管住嘴巴迈开腿，莫给疾病留机会。
> 健康快乐少烦恼，美丽生命阳光照。

2. 配合治疗，挺过难关

（1）急性胰腺炎早期应禁食水，持续胃肠减压，以减少胰液分泌。

（2）禁食期间给予肠外营养（TNP），保证机体营养需求。

（3）禁食时间较长者，可通过空肠造瘘，鼻肠管行肠内营养支持，维持肠道正常功能。

吃出来的
胰腺炎

3. 遵医重教，健康相伴　急性胰腺炎治疗后应加强饮食管理，应从少量低脂、低糖饮食开始逐渐恢复至正常饮食。少量多餐，不宜过饱，低盐低脂，戒烟戒酒。忌食辛辣、刺激、油腻食物。为防止腹痛发作，应避免过度劳累和精神紧张，合理使用解痉、镇静或镇痛药物。

4. 加强锻炼，积极面对　日常生活中除控制饮食外还应加强锻炼,增强体质。如出现上述不适症状,应及时就诊。

(苑玉环)

打响乳房保卫战

一、导入案例

胡女士,38岁,知名科技公司的主管人员,因工作繁忙一直未婚,10年前她的母亲因患乳腺癌去世。某日胡女士无意间发现自己右侧乳房有一蚕豆样大小肿物,她非常焦虑,立即到医院就诊,经病理穿刺活检确诊为"右侧乳腺癌",最终切除了右乳。

周女士,40岁,5年前曾患有乳腺增生,后来未经治疗症状自行消失。1年前她无意中发现右乳左下方有一黄豆大小肿物,未予以重视。5个月前左乳包块处皮肤内陷破裂,自觉疼痛不适,仍未重视。近日发现左乳破溃范围增大,局部疼痛明显而来院就诊。经过一系列检查,被诊断为双侧乳腺癌伴全身多处骨转移。

乳房是女性身体形象的象征,然而像案例中的胡女士一样因为乳房疾病而不得不切除乳房的女性大有人在,还有人会像周女士一样因为对乳房疾病的忽视而丧失最佳治疗时机。乳腺癌这一噩梦无情的摧残了无数女性的魅力,吞噬了无数女性的生命,那么,我们如何避免坐以待毙,而主动与之战斗?本文介绍乳腺癌以及乳腺自检相关知识。

二、概述

1. 定义 乳腺癌是指乳腺内的正常细胞在各种内外致癌因素的作用下,失去正常生理特性而异常增生,从而发生癌变。可以从两方面去理解,一是乳腺癌是有害物质(致癌因素)长期作用于机体的结果,正常的乳腺细胞演变为恶性肿瘤是一个从量变到质变的漫长过程;二是乳腺癌细胞的本质是一种增生,但这种增生和非瘤性的良性增生有根本的不同。良性增生的发展有一定的限度,一旦促使增生的原因消除,则增生停止;而乳腺癌细胞的增生是恶性增生,是无限制的增生,人体无法控制,如果发现和治疗不及时,癌细胞还可以扩散到全身各处生长繁殖,其后果极为严重。就如一个局部发霉的苹果,如果能及时发现而把霉变的部分切除,那么这个苹果剩下的部分还是好的,而如果发现不及时或者发现后没有及时处理,那么最终结果是这整个苹果都会慢慢腐烂掉。

2. 临床表现 乳腺癌以乳腺肿块为主要临床表现。乳腺癌包埋在乳腺组织中无声无息地生长着,从单个癌细胞形成,到长成直径1cm的大小的肿块,需要数年时间。随着肿瘤生长,可引起乳房外形的改变,如"酒窝症(肿瘤表面皮肤凹陷)"乳头内陷""橘皮症(乳房皮肤呈现橘皮样改变)""乳头溢液"等。

3. 疾病现状 2018年国家癌症中心公布的最新乳腺癌报告中显示:全国女性乳腺癌新发病例约27.89万例,占女性恶性肿瘤发病的16.51%。女性乳腺癌发病和死亡分别位居我国女性恶性肿瘤发病和死亡的第1位和第5位。

4. 高危人群 人类目前仍无法确定包括乳腺癌在内的很多癌症发生的具体原因,但经研究发现,以下几类人群中乳腺癌的发生率相对较高。家族中母系亲属或姐妹中患有乳腺癌者;月经初潮早(<13岁)或绝经晚(>55岁),一生行经期持续时间长(≥35年)者;初产年龄大(≥35岁)或未婚未育者;长期应用激素药物如避孕药,接触有毒、有害物质和射线者;长期压力过大,精神紧张,焦虑或抑郁者;营养过剩,中年后明显肥胖者。

三、案例分析

胡女士属于职场白领,工作压力大,长期处于这样压力过大的环境中会影响到机体的免疫系统,导致抗病能力下降。研究表明,未婚者发生乳腺癌的危险较已婚者高,生育对乳腺有保护作用,而胡女士未婚未育。近亲(母亲、亲姐妹、女儿,甚至父亲、儿子、兄弟)患有乳腺癌,那么亲属患乳腺癌的概率要比普通人高。胡女士的母亲患有乳腺癌,遗传因素同样可能是胡女士患病因素之一。

周女士既往患有乳腺增生,未经系统治疗自行康复,因此在后来身体不适时同样抱有侥幸心理,未予以重视,最终导致肿瘤发生全身骨转移,失去了最佳治疗时机。乳腺癌如果能够被早期发现,是有很多的有效治疗策略的,因此如果周女士能在身体不适的最初就到院就诊会是另外一种结局。

四、健康教育

案例中的两位女性都是偶然间发现乳房肿块的,其实到医院就诊的患者中,有很多是偶然在洗澡或者更衣时无意中发现乳房有肿块而前来就诊的,这也给我们提示了如何尽早发现乳房疾病,即规律性的进行乳房自我检查。那么如何进行乳腺自检?

首先,乳腺自检应选对时机,对于绝经前年轻女性应选择月经后的9~11日,因为这个时候我们体内的激素对乳腺的影响最小,乳腺处于相对静止状态,容易发现病变;对于绝经后女性最好选择容易记住的日子,如每月的第1日或者最后1日。

乳腺自检的具体方法,可以用三个字概括:视、触、挤。

1. 视 面对镜子双侧上肢自然下垂进行观察,观察两侧乳房大小是否对称,皮肤色泽是否正常,乳头乳晕有无红肿,两侧乳头有无凹陷,另外要看有无水肿、皮疹、溃破、浅静脉怒张,也就是乳腺表面有无"青筋暴起"血管的增粗扩张、皮肤褶皱及橘皮样改变,或者说乳房表面有无出现点状凹陷等;然后左右转动继续视检乳房侧面部分;接下来双手上举抱头,上身前倾,转动肩部和肘部保持胸部肌肉紧张或双手叉腰,用力使胸部肌肉紧张进行乳房的观察,注意乳房下垂的边界部分,需要抬起观察(1-13)。

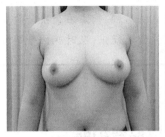
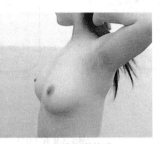

A. 双侧上肢自然下垂　　　　　B. 双手上举抱头

图 1-13　乳腺自检——视

如果在视诊时发现乳房红肿、色素沉着、乳头内陷、橘皮样改变等应及早就诊。

2. 触　站立位可选择沐浴时进行,可以先涂抹一些沐浴露以增加润滑度。触摸时用一手示指中指无名指三指同时轻压用力,环形按摩对侧乳房,可以把乳房想象成一个钟表从 12 点钟方向顺时针进行,依次是外上象限、外下象限、内下象限、内上象限、乳头、腋窝的顺序。按摩时注意有无肿块,压痛,以及淋巴结肿大。如果感到有结节,要判断结节的大小、形状、活动度,边界怎样质地怎样有无压痛。然后选择平卧位,将一个坐垫垫在一侧胸部的下面。然后利用上述方法再次检查(图 1-14)。

3. 挤　挤压乳头,看是否有液体流出。如果有液体流出,要看一下液体的颜色性质如是血性液还是脓液等(图 1-15)。

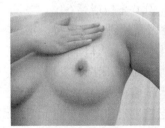
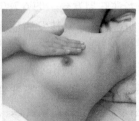
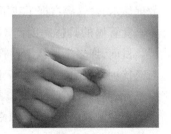

A. 站立位触检　　　　　B. 平卧位触检

图 1-14　乳腺自检——触　　　　　图 1-15　乳腺自检——挤

当您双手紧握梦想时,也请不要忘记紧握健康,每个月花几分钟的时间进行乳腺自检,学会呵护自己的美丽和健康。

打响乳房
保卫战

乳房自检口诀

乳房自检很重要,每月一次别忘掉。
一视二触三挤压,触时轻滑勿去掐。
乳房乳头后腋窝,左右交换全面查。
如有异常莫慌张,及时就医寻帮忙。

(李瑞华)

为我们的食管保驾护航

一、导入案例

张先生,54 岁,入院前 1 个月余,出现无明显诱因的进食时胸骨后疼痛不适,偶有烧灼感。门诊查电子胃镜示食管癌、慢性萎缩性胃炎,拟诊"食管癌"入院。收集病史时发现其父母双方皆有食管癌病史,并且张先生与其父母有共同的饮食习惯,喜爱吃热烫的食物,尤其是喜欢喝沸腾鸡汤上的浮油。那么张先生的疾病是否与这生活习惯有关? 本文介绍食管癌与饮食习惯之间的关系。

二、概述

食管癌是起源于食管黏膜上皮的恶性肿瘤,是临床常见的恶性肿瘤之一。2018 年 9 月全球知名刊物 *CA:A Cancer Journal for Clinicians* 发表了最新的全球癌症统计数据,数据显示在全球范围内食管癌的发病率在恶性肿瘤中居第 7 位,死亡率为第 6 位。我国是食管癌最高发的国家之一,2018 国家癌症中心发布的最新数据显示,食管癌占据了我国恶性肿瘤发病率的 6.78%,死亡率位居第 6 位。

食管癌的具体病因尚不明确,但有关其发病危险因素的研究已取得一定进展。目前,许多学者认为食管癌的发生发展是饮食与生活方式、人口学因素、环境与遗传因素、感染因素等若干因素协同作用的结果。大量的临床调查发现,食管癌患者普遍存在着喜腌制食品,饮食不规律,食霉变食品,喜烫食,高盐饮食,喜食硝酸铵含量很高的食品(如腊肉、烧烤),挑食偏食,缺乏维生素和多种微量元素摄入等问题。其中热烫饮食是食管癌危险因素之一,也是较为重要的因素之一,还有酗酒、抽烟、狼吞虎咽进食过快、口腔不洁、龋齿等因素。

三、案例分析

在父母皆有食管癌疾病史的前提下,张先生本身就是食管癌的高危人群,长期的食用温度过高的食物会引起食管黏膜损伤、食管黏膜增生间变,进一步增加食管癌患病率。并且其所喜爱的鸡汤浮油不宜散热、黏附性强,容易附着于食管。因此,张先生的疾病与其不良的生活习惯密切相关。

四、健康教育

从饮食习惯上有效预防食管癌,我们可以从以下三个方面做起:

1. "五谷为养,五果为助,五禽为益,五蔬为充",饮食均衡。要吃富含蛋白质的食物,如牛奶、鸡蛋及豆制品,还有五谷杂粮、富含纤维素的食物,同时微量元素不能少,多吃新鲜水果蔬菜。橙红色果蔬、肝脏中就富含有维生素 A。B 族维生素多存在于鱼、肉、奶中,特别是深海鱼中。坚果以及大豆中富含有维生素 E。多吃菠菜可以补铁。锌可以从海蛎和大豆中获取。松子和花生中可获取大量的镁。有研究发现,饮茶可降低食管癌变的风险,茶叶通过增强清除活性氧自由基的能力,从而起到防癌的作用。

2. 饮食也要有方法。"热食伤骨,冷食伤肺,热无灼唇,冷无冰齿"。实验发现,70℃以上烫食可严重影响食管黏膜上皮细胞的增殖周期,并为细胞在有害物质作用下产生癌变创造有利条件。烫食可直接损伤食管黏膜,降低食管对致癌物的防御,增加发生食管癌的概率。因此饮食温度要适宜,最好能保持在 65℃以下,火锅爱好者要引起重视,尽量减少食用次数,即使要食用也最好放凉了再入口。

3. 俗话说"酗酒伤肝",其实,酗酒最先伤的是食管。酒刺激易使食管黏膜损伤,酒的不同种类其酒精度数不同,对于食管黏膜的损害程度有异,度数含量越高,其食管黏膜变性越明显,长年累月地饮酒可直接造成食管黏膜反复损伤、变性、坏死和增生,最后可能导致癌变。

为我们的食管保驾护航

生命的杠杆从来不会对谁有所偏爱,合理均衡的饮食才能为我们的食管健康保驾护航。总而言之,食有道就是要均衡饮食,细嚼慢咽,少吃腌制食品,戒烟限酒,温度适宜,经常刷牙,管住嘴,防好癌。

(陈静静)

呵护乳房,自检做起

一、导入案例

李女士,55 岁,1 年前发现右乳有一肿物,未重视,后发现左乳肿物 1 个月。门诊行钼靶检查示右乳癌,左乳上方肿物。为进一步明确诊断及治疗,以"双乳肿物"入院,术前检查完善,李女士全麻下行双乳保乳术。术中病理回报双乳腺均为"浸润性导管癌",需行双乳根治术。

　　张女士,53岁,入院5日前在洗澡过程中无意中发现左乳头下方一肿块,因担心肿块恶变,入院进一步诊治。专科检查:双乳房体积中等,无明显下垂,双乳房皮肤无红肿、橘皮样改变,双乳头无内陷、糜烂,左乳头下方6点钟方向距离乳头6cm处可触及一肿块,约2.0cm×1.5cm,质中、边界清,轻压痛,活动度良好。右乳房未触及肿块。双腋下及双侧锁骨上未触及肿大淋巴结。经进一步诊断,确诊为"乳房良性增生"。

　　乳腺癌是否能早发现,早治疗? 乳腺癌术后患者如何配合治疗,选择什么方式或是强度进行康复训练? 本文介绍乳腺癌的相关知识。

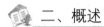 **二、概述**

　　乳腺癌是发生于乳房的癌症,是女性健康的头号杀手,普及乳腺癌防治知识是一项重要的公共卫生策略。

　　1. 定义　乳腺癌是发生在乳腺腺上皮组织的恶性肿瘤。女性占99%,男性仅占1%。

　　2. 病理分型　包括非浸润性癌、早期浸润性癌、浸润性特殊癌、浸润性非特殊癌,其他罕见癌。

　　3. 临床表现　乳房肿块,外形改变,包括"酒窝症",乳头内陷,"橘皮症",通过淋巴转移和血行转移;晚期可出现肿块固定、卫星结节、铠甲胸、皮肤破溃等。

　　4. 病因　尚不清楚,目前认为与激素作用、家族史、月经婚育史、乳腺良性疾病、生活方式等有关。

三、案例分析

　　张女士和李女士均是自行发现乳房肿物,说明乳房疾病通过自检可以早发现。李女士,由于知识缺乏,发现肿块并未引起重视,导致未及时治疗;张女士,发现及时,经进一步诊治,确诊为良性,且预后良好。

四、健康教育

（一）伤口愈合

　　1. 伤口恢复期间保持清洁干燥,定期来医院复查及伤口换药。

　　2. 待伤口结痂完全脱落愈合后可洗澡,切勿自行将伤口结痂去除,切勿选用粗糙的浴球。术区皮肤勿用手搓,勤换内衣,保持伤口处皮肤清洁、干燥。

　　3. 如发现伤口处红、肿、痛及有分泌物渗出,应及时就诊,切勿自行处理。

（二）出院后饮食

1. 高蛋白、高热量、低脂肪饮食，如五谷杂粮，新鲜蔬菜、新鲜奶制品等。

2. 避免油辛辣、烟熏食物，如烧烤、熏鱼等。

（三）佩戴三角巾

1. 目的　术后保持患肢内收功能位，避免手腕悬垂诱发水肿，同时可保护患肢和胸壁；限制患肢的活动，防止过度外展，避免皮下产生积血、积液，影响伤口的愈合。

2. 方法　将腕肘同时置于三角巾内，悬挂于胸前，外面只看到4根手指即可。如患者出院后仍感到患肢胀痛，在白日活动时可继续悬挂三角巾。

（四）患肢功能锻炼

1. 安排好日常生活，劳逸结合、生活规律，适当进行户外活动。

2. 康复期适宜体力允许范围内的社交活动，如散步、慢跑、太极拳、瑜伽等。

3. 徒手练功（应循序渐进进行锻炼），伸指、握拳、转腕、屈肘、转肩、上举、摸耳、爬墙。

（五）乳房自检与复查

患者要维持每月乳房自我检查。

1. 检查时间　乳房的状态随着月经期的变化而变化：乳腺的状态受雌激素的调控，月经后1周左右，雌激素水平最低，乳腺最松软，肿块等病变容易被查出。所以最适合乳房自我检查的时间是每次月经期后1周左右。进入更年期之妇女，特别是伴有危险因素或是乳腺癌家族史者，每个月的第1日或自定某日，每月自我检查乳房1次。

2. 检查方法　选择一个光线充足的地方，站在镜子前，衣服退至腰部，按如下步骤（图1-16）：

（1）面对镜子，双手叉腰，观察双乳房外形、轮廓有无异常，仔细观察乳房两边是否大小对称，有无不正常突起，皮肤及乳头是否有凹陷或湿疹。

（2）举起双臂过头顶；观察双乳房外形是否有变化，大小是否对称，皮肤、乳头、轮廓有无异常。

（3）用拇指和示指挤压乳头检查流出的液体，正常液体颜色为透明或白色的液体。异常液体颜色为铁锈色/脓性液体。

（4）仰卧平躺，肩部稍垫高（30°~45°），举起右手臂，用手触摸对侧腋下、乳房尾叶有无肿块，同理检查对侧。

（5）用手触摸双侧乳房，转小圈，尽量覆盖所有的区域，轻压感觉皮肤下的改变，重压感觉深部乳房组织的改变，同理做检查对侧。

特别提示：如果女性在乳房自检中出现以下情况，一定要及时到正规医院做专业检查，早发现，早治疗。

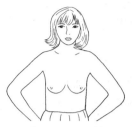 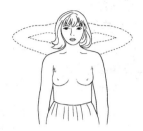

A. 双手叉腰,观双乳房外形　　　　B. 双臂过头顶,观双乳房外形

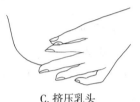 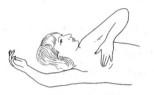 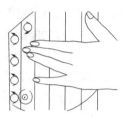

C. 挤压乳头　　　　D. 触诊腋下、乳房尾叶　　　　E. 触摸双侧乳房

图 1-16　乳房检查方法

1）乳房的大小、形状发生改变。

2）乳头的形状、位置(如乳头内陷)变化。

3）乳头有血液或其他液体溢出。

4）乳房皮肤有凹陷、糜烂。

5）乳房内有肿块或任何硬的组织。

6）任何疼痛或不适。

（六）佩戴义乳

义乳又称假乳,是乳腺癌患者乳房切除后的替代品。乳腺癌患者手术后要佩戴义乳。其意义是:

1. 防止患肢受伤,保持身体左右平衡,防止脊柱弯曲。

2. 填补空缺,保持女性身体曲线的优美,恢复生活的自信心。

（七）出院后注意事项

1. 患肢不能长时间从事负重活动,如提重物、擦地、擀面皮等。

2. 衣袖不要太紧,患肢不测血压、不输液、不打针,避免蚊虫叮咬。

3. 患肢不戴戒指、手镯、手表,不长时间骑车、使用电脑键盘。可以适当游泳,增加肺活量,锻炼身体的平衡性。

4. 若出现患肢水肿,处理方法如下。平卧时,患肢下方垫枕抬高 10°~15°,肘关节宜轻度屈曲;半卧时,屈肘 90° 放于胸腹部,为患肢做向心按摩,以促进淋巴回流。

5. 一般化疗 21 日一次,化疗前与主管医师联系查血常规等事宜。

6. 定期复查,2 年以内每 3 个月复查一次,2~5 年内每半年复查一次,5 年以上 1 年复查一次。

每位女性都渴望自己乳房健康、丰满、迷人,美丽是建立在健康的基础上的,关爱自己,从现在开始,呵护乳房,从乳房自我检查做起。

呵护乳房,
自检做起

（都继微）

有痔者,学痔识

一、导入案例

张先生,32 岁,工人,平素喜食辛辣刺激性食物,长期工作久坐久站,每日吃饭只有几分钟,经常一整日没时间喝水,上班有了便意也习惯性憋着。3 个月前,张先生如厕,蹲下许久竟解出"羊屎样"便,伴疼痛,肿物脱出,可自行回纳,点滴出血,色鲜红,量少,便后可止,自行购买"痔疮栓"塞肛后症状可缓解。1 周前,张先生因饮酒再次出现便血,呈喷射状,色鲜红,量多,便时肛门肿物脱出,疼痛明显,用手不可还纳,面色苍白,倦怠乏力,头晕不适,前往医院就诊。专科检查:肛门外形不整、3、7、11 点肛缘皮肤隆起,质软,色如肤。肛门镜检查:镜下 3、7、11 点齿状线上下黏膜隆起糜烂。指诊:肛内未触及肿物,指套退出无血迹。诊断:混合痔。

俗话说:"十人九痔",痔疮真的如此高发? 张先生喷射状的肛门出血让人害怕,像他一样"争分夺秒"憋便、久坐、喜食辛辣刺激性食物、饮酒所引起的痔疮出血案例在现实生活中并不少见。到底什么是痔疮,为什么这么多人深受其扰? 在日常生活中如何更好地预防和治疗痔疮? 本文将介绍痔疮相关知识。

二、概述

1. 定义　痔(hemorrhoid)是肛垫的病理性肥大,移位及肛周皮下血管丛血流淤滞形成的团块。如果把痔的血管比作蓄水池,血管内的血液比作洪水,则进出量始终保持平衡,那蓄水池子就不会出现问题。进量暴涨或者出量受阻,超过蓄水池的蓄洪能力,洪水就会越过蓄水池,跑到血管外边,血液在组织中淤积,从而形成痔疮。

2. 分类　根据解剖部位的不同,痔分为内痔、外痔及混合痔(图 1-17)。

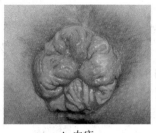
A. 内痔

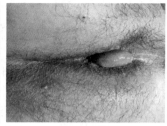
B. 外痔

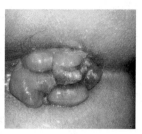
C. 混合痔

图 1-17　内痔、外痔及混合痔

（1）内痔：临床上最常见，位于齿状线以上、直肠下端、直肠上动脉分支处，表面覆盖直肠黏膜，即截石位 3、7、11 点，基底较宽。内痔分四期：

Ⅰ期：以无痛性便血为主要症状，无内痔脱出，便后出血可自行停止。

Ⅱ期：便时带血、滴血或喷射状出血，伴有痔核脱出，便后可自行回纳。

Ⅲ期：便时带血或滴血，伴内痔脱出，或者久站、咳嗽、劳累、负重时内痔脱出，须用手回纳。

Ⅳ期：内痔脱出不能回纳，可伴发绞窄、嵌顿。

（2）外痔：位于齿状线以下，由齿状线下方的直肠下静脉丛形成，表面覆盖肛管皮肤。根据组织的特点，可分为血栓性外痔（最常见）、结缔组织性外痔、炎性外痔、静脉曲张性外痔。

（3）混合痔：由内痔通过静脉丛和相应部位外痔静脉丛相互吻合并扩张而成，位于齿状线上、下，表面被直肠黏膜和肛管皮肤覆盖，多由三期以上的内痔发展。

3. 临床表现　　内痔的主要表现是无痛性便血和肿物脱出；外痔的主要表现是肛缘突起和肛门疼痛；混合痔则表现为内痔和外痔的症状同时存在。

（1）便血：无痛性、间歇性便后出鲜血，是内痔及混合痔的早期的常见症状。轻者多为大便或手纸上带血，继而滴血，重者为喷射状出血。长期出血可导致缺铁性贫血。

（2）肿物脱出常是晚期症状。因晚期痔体增大，逐渐与肌层分离，在增加腹压时，可有肿物脱出轻者可自行回纳，重者须手法复位，严重时，内痔伴有血栓形成，加上肛门括约肌痉挛，不能还纳，常可发生嵌顿、绞窄。

（3）肛缘突起肛门异物感或肛门不洁，肛缘呈单发、多发或不规则突起形成皮赘，质软或硬，触痛不明显。

（4）肛门疼痛单纯性内痔无疼痛，可有坠胀感。当合并有内痔嵌顿、外痔血栓形成或感染时，可出现肛门剧烈疼痛，行动不便。

（5）肛门瘙痒痔块外脱时常有黏液或分泌物流出，可刺激肛周皮肤引起肛门瘙痒。

4. 病因　痔的病因尚未完全明确。普遍的观点:①肛垫下移学说;②静脉曲张学说。痔的形成还可能与长期饮酒和进食大量刺激性食物,肛周感染,营养不良等因素有关。

三、案例分析

张先生因长期工作久坐,因上班有便意习惯性憋着、饮酒等原因诱发痔疮。张先生3个月前出现痔疮点滴出血、疼痛、肛门肿物可自行还纳,实属内痔的Ⅱ期表现。张先生对出现症状未予重视,后期出现便时出血,呈喷射状,肿物脱出,疼痛明显不能还纳,最终发展为混合痔。

在临床上,痔疮大部分以保守治疗为主,若张先生早些防痔病于未然,改善自身的不良的饮食习惯和生活习惯,在治疗好疾病的同时,减少痔疮再度发作风险,也不至于后期痔疮加重。

四、健康教育

合理的预防可降低痔疮的发病率,预防措施有以下内容:

1. 建立良好的生活方式,多饮水,多食蔬菜、水果及富含粗纤维食物,忌烟酒,利于促进肠道蠕动。养成每日按时排便习惯,预防便秘的发生。

> **防痔歌谣**
> 清淡饮食多喝水,辛辣食物要戒掉;
> 瓜果蔬菜宜适量,酒精香烟远远逃;
> 切忌久站久坐蹲,每日晨便习惯好;
> 提肛运动保安康,痔疮不犯乐淘淘。

2. 合理运动,避免久站久坐久蹲,避免感冒、咳嗽、超重等增加腹压活动。

3. 养成每日按时排便习惯,保持肛周清洁干燥,勤换内裤,便后温水冲洗肛门或43~46℃的温水坐浴,每日2~3次,每次20分钟,可缓解肛门疼痛、瘙痒等不适感。

4. 坚持每日晨起及睡前站立,卧床或下蹲(图1-18)。练习提肛运动,即肛门一缩一松,收缩肛门时深吸气并向上提至丹田,默念3秒后缓慢呼气放松肛门,如此反复进行,每日3~5次,每次20~30上下,可明显改善肛周局部血运循环,减轻或防痔病。

5. 预防贫血,如在家中经常发现便纸带血或滴血,应立即卧床休息,减少活动,若出血加重应马上就医。

6. 若出现痔核脱出不能自行回纳时,须用手回纳。一旦发生嵌顿,应尽早就医。

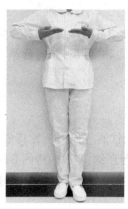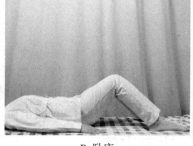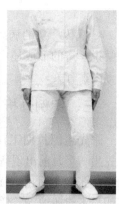

A.站立　　　　　　　　　B.卧床　　　　　　　　　C.下蹲

图 1-18　站立、卧床、下蹲

有痔者，
学痔识

提肛运动口诀

闭目静息深吸气，缓缓缩肛憋 3 秒；

鱼嘴呼气松肛门，一缩一松为 1 次；

早早晚晚 10 分钟，持之以恒把痔防。

(吴少兰)

有胆有"石"

一、导入案例

　　张大妈，58 岁，自述体健，爱吃高脂肪、高胆固醇的食物，很少运动，体型偏胖，于半个月前主诉右腹部疼痛，自认为是胃病所引发的胃痛，吃了点常规抑制胃痛的药，未到医院就诊，可是腹痛仍未缓解。几日后，张大妈到医院就诊，医嘱予 B 超检查，发现有 10.1cm×4.0cm 的胆囊结石，入院治疗。

　　张大妈为什么会右腹部疼痛？到底是什么疾病造成的？我们又该如何预防这种疾病？本文介绍胆囊结石。

二、概述

　　1. 胆囊为一外观呈梨形的囊性器官，长 5~8cm，宽 35cm，容积 40~60ml。胆囊底为突向前下方的盲端,常在肝下缘露出。

2. 分类　结石分为胆固醇结石、以胆固醇为主的混合性结石和黑色胆色素结石。

3. 临床表现　大多数患者无症状,仅在体检时发现,称为静止性胆囊结石。部分患者的胆囊结石的典型症状为胆绞痛,表现为急性或慢性胆囊炎。主要临床表现:

(1) 胆绞痛:患者常在饱餐、进食油腻食物后或睡眠中体位改变时,由于胆囊收缩或结石移位加上迷走神经兴奋,结石嵌顿在胆囊壶腹部或颈部,胆囊排空受阻,胆囊内压力升高,胆囊强力收缩而引起绞痛。疼痛位于右上腹或上腹部,呈阵发性,或者持续疼痛阵发性加剧,可向右肩胛部和背部放射,可伴恶心、呕吐。部分患者因痛剧而不能准确说出疼痛部位。首次胆绞痛出现后,约70%的患者一年内会复发。

(2) 右上腹隐痛:多数患者仅在进食过量、吃高脂食物、工作紧张或休息不好时感到上腹部或右上腹隐痛,或者有饱胀不适、嗳气、呃逆等,易被误诊为"胃病"。

(3) 胆囊积液:胆囊结石长期嵌顿或阻塞胆囊管但未合并感染时,胆囊黏膜吸收胆汁中的胆色素。分泌黏液性物质,形成胆囊积液。积液呈透明无色,又称为白胆汁。

(4) 其他

1) 部分引起黄疸,较轻。

2) 小结石可通过胆囊管进入胆总管内成为胆总管结石。

3) 胆总管的结石通过 Oddi 括约肌嵌顿于壶腹部导致胰腺炎,称为胆源性胰腺炎。

4) 因结石压迫引起胆囊炎症并慢性穿孔,可造成胆囊十二指肠瘘或胆囊结肠瘘,大的结石通过瘘管进入肠道引起肠梗阻称为胆石性肠梗阻。

5) 结石及长期的炎症刺激可诱发胆囊癌。

(5) Mirizzi 综合征:是特殊类型的胆囊结石。由于胆囊管与肝总管伴行过长,或者胆囊管与肝总管汇合位置过低,持续嵌顿于胆囊颈部。其和较大的胆囊管结石压迫肝总管,引起肝总管狭窄。反复的炎症发作更可导致胆囊肝总管瘘管,胆囊管消失,结石部分或全部堵塞肝总管。临床表现为反复发作的胆囊炎、胆管炎和明显的梗阻性黄疸。胆道影像学检查可见胆囊或增大,肝总管扩张,胆总管正常。

4. 病因

(1) 感染因素:胆道感染(胆囊收缩功能下降);细菌、虫卵;胆道梗阻胆汁淤积。

(2) 代谢因素:胆汁内含有胆盐、胆固醇、卵磷脂,它们以一定比例混合保持着胆汁的胶状溶解状态,三者比例失调就会形成结石。

5. 胆囊结石的好发人群

（1）喜静少动：有些人运动和体力劳动少，天长日久其胆囊肌的收缩力必然下降，胆汁排空延迟，容易造成胆汁淤积，胆固醇结晶析出，为形成胆结石创造了条件。

（2）体质肥胖：平时爱吃高脂肪、高糖类、高胆固醇的饮品或零食，而肥胖是患胆结石的重要基础。

（3）不爱吃早餐：现代许多人不吃早餐，而长期不吃早餐会使胆汁浓度增加，有利于细菌繁殖，容易促进胆结石的形成。如果坚持吃早餐，可促进部分胆汁流出，降低一夜所贮存胆汁的黏稠度，降低患胆结石的危险。

（4）餐后零食：当人呈一种蜷曲体位时，腹腔内压增大，胃肠道蠕动受限，不利于食物的消化吸收和胆汁排泄。饭后久坐影响胆汁酸的重吸收，致胆汁中胆固醇与胆汁酸比例失调，胆固醇易沉积下来。

（5）肝硬化者：这与肝硬化患者身体中对雌激素灭活功能降低有关。身体中雌激素灭活功能降低，则雌激素水平较高，加上肝硬化病胆囊收缩功能低下、胆囊排空不畅、胆道静脉曲张、血中胆红素升高等多种因素可造成胆结石。

（6）遗传因素：遗传因子在明确胆结石危险性方面起着重要作用。胆结石在胆固醇胆石症患者的近亲中更经常发生。

三、案例分析

张大妈因爱吃高脂肪、高胆固醇的食物，并且很少运动，体型偏胖，出现症状时未予重视，出现腹痛时误以为是胃痛，耽误时机，延误了病情，所幸后来到医院就诊，否则后果很严重。该病例中的胃痛和胆囊痛的区别在于：胃痛部位在胃脘部，伴随症状多有消化道症状如嗳气、反酸等，明确诊断的检查为胃镜；而胆囊痛的部位为右上腹，伴随症状为牵涉痛，可向右肩胛骨或背部发射，明确诊断的检查是B超，两者还是有一定区别手段的。

四、健康教育

预防胆囊结石主要有三个方面：

1. 合理饮食，均衡饮食，多饮水，每日应摄入2 000ml的水。还应多吃新鲜蔬果，忌烟酒，切忌暴饮暴食。高脂肪高胆固醇的食物有蛋黄、蟹黄、动物内脏、肥肉等。

有胆有"石"

2. 适当运动。要根据自身的情况选择合适的运动，如骑脚踏车、慢走慢跑等。

3. 监测。还应对自己的身体有一定的警觉性。如果出现异常情况，如黄疸、腹痛腹胀、恶心等，应及时到医院就诊，以防延误最佳的治疗时间。

（应　嘉）

动一动"肠"通无阻

一、导入案例

王先生,50岁,因"胰头癌"行胰十二指肠切除术。手术后王先生家属担心活动会引起王先生不适,故很少按护士指导的方法让其活动,而让其静养。术后第3日王先生出现严重的腹胀不适。

王先生家属的做法对吗?王先生术后为什么会出现腹胀?手术后如何做才能使肠道功能尽早恢复?

二、概述

1. 正常肠道运动　肠道为消化吸收的主要器官,能量之源,运动规律。小肠有分节运动和蠕动两种方式;大肠有袋状往返运动、分节推进运动、多袋推进运动和蠕动四种方式。

2. 手术对肠道的影响　手术中的牵拉、肠道的暴露、麻醉药物的使用,都会影响肠道的正常运动,尤其是手术后较长时间的卧床。

手术对肠道产生的不良后果:

(1)腹胀:重度腹胀会膈肌上升,运动受限,引起呼吸困难;下腔静脉回流受阻,不利于肠道吻合口和腹壁切口的愈合。

(2)推迟正常进食时间。

(3)导致肠粘连,肠麻痹,甚至需要二次手术。

三、案例分析

王先生行胰十二指肠切除术,由于手术中的牵拉、肠道的暴露、麻醉药物的使用使他的肠道功能受到限制。术后又长时间卧床休息,活动较少,更加限制了肠道的正常功能,从而引起了较为严重的腹胀的不良后果。因此,手术后需要应用一些方法来促进肠道功能尽早恢复。

四、健康教育

有效地促进术后肠道功能恢复的方法有以下几种,这些方法是没有顺序要求的,患者可以根据自己的实际情况来选择。

1. 抬臀运动　方法要领:患者平躺在床上,双手自然放在身体两侧,双腿屈膝,双足着床,抬高臀部10~15cm,停留3秒再缓慢放下。术后第1日做50个,分2~3次完成。第2日100个,以后逐渐增加,以不感到劳累为宜(图1-19)。

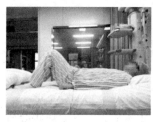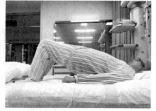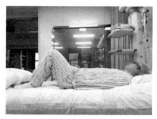

图 1-19　抬臀运动方法示意图

2. 腹部按摩　方法要领：以掌心紧贴腹部皮肤，从右下腹开始按顺时针方向以环形按摩至左下腹，如此反复。每次按摩 3~5 分钟，每日 3 次（图 1-20）。

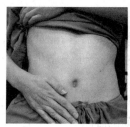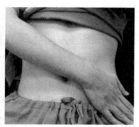

图 1-20　腹部按摩方法示意图

3. 穴位按摩　足三里是促进肠道运动的穴位。足三里的位置：外膝眼（膝盖下面靠近外侧的凹窝）向下量患者自己的四横指，距离胫骨外侧一中指宽度，两者的交界处。找到后用大拇指由轻到重按揉，会有酸麻胀痛的感觉；每次按摩 3~5 分钟，每日 3 次（图 1-21）。

足三里定位口诀

左手搭右膝，找到膝外窝；
右手四指来，左中来帮忙；
两者交界处，拇指来定位；
反向方法同，酸麻胀痛感。

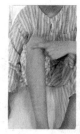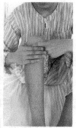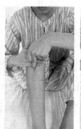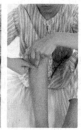

图 1-21　足三里定位方法示意图

4. 尽早下床活动　2018 版《加速康复外科中国专家共识及路径管理指南》推荐手术后 4~6 小时床上活动,尽早下床活动。第一次下床可能有头晕心慌等不适,因此需要医护人员的陪同,并且按照下床三部曲,即床上坐 30 秒,然后床边坐 30 秒,接着床边站 30 秒。最后再慢慢活动,循序渐进,注意安全(图 1-22)。

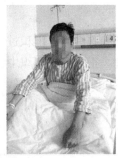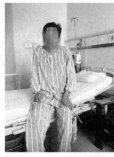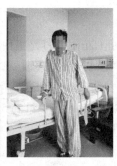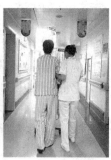

图 1-22　下床三部曲和活动

5. 除了以上这些方法,还可以穿按摩鞋,温水足浴,使用中药制剂灌肠等促进术后肠道功能恢复。

动一动"肠"
通无阻

应用以上方法后,肠道功能会逐渐恢复。判断肠道功能恢复的方法:医护人员通过听诊器听诊肠鸣音来判断。患者有肛门排气的感觉,说明肠道功能已经恢复了。肠道功能恢复后,患者可以逐渐开始经口进食,加强营养,有助于整个手术的康复。

(朱怡凤)

会癌变的脂肪肝

一、导入案例

王大爷,68 岁,退休,不爱运动,爱吃油腻食物,BMI 指数 33.05,体型肥胖,既往有高血压、糖尿病、高血脂病史。近日来,王大爷出现恶心、呕吐、右上腹隐痛等症状,遂来医院就诊,诊断为重度脂肪肝、肝硬化。

李先生,37 岁,某外资企业销售主管,终日酒不离手,5 年前体检查出轻度脂肪肝,无明显症状,故未引起重视。近日来,李先生出现黄疸、肝区疼痛等症状,遂来医院就诊,被诊断为肝癌。

杨女士,27 岁,身高 1.58m,原体重 65kg,因为婚期将近,3 个月通过节食和服用减肥药物减重 18.5kg。近日来,杨女士出现食欲缺乏、疲倦乏力、恶心、呕吐等

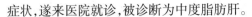

症状,遂来医院就诊,被诊断为中度脂肪肝。

上述三位患者都患有不同程度的脂肪肝,甚至有的导致了肝癌这样严重的后果。那究竟哪些因素容易导致脂肪肝的发生? 脂肪肝究竟是一种亚健康状态还是疾病? 如何去应对和预防呢?

二、概述

1. 定义　脂肪肝(fatty liver)是指由于各种原因引起的肝细胞内脂肪堆积过多的病变,是一种常见的肝脏病理改变,而非一种独立的疾病。正常人肝组织中含有少量的脂肪,如甘油三酯、磷脂、糖脂和胆固醇等,其重量为肝重量的 3%~5%,如果肝内脂肪蓄积太多,超过肝重量的 5% 或在组织学上肝细胞 50% 以上有脂肪变性时,就可称为脂肪肝。

2. 主要病因

(1) 肥胖、糖尿病。

(2) 酒精。

(3) 快速减肥、营养不良。

3. 临床表现

(1) 食欲缺乏、体乏无力:患者常伴有食欲缺乏、呕心厌油、头晕、腹胀等身体不适症状。

(2) 肝区疼痛:肝细胞内甘油三酯大量潴留,使得肝脏肿大,持续性钝痛、刺痛或胀痛。

(3) 肝脏肿大:脂肪肝常见的表现为肝脏肿大。若肝包膜伸胀、肝韧带被牵引、脂肪囊肿破裂或发炎,则可见肝区痛及压痛,伴反跳痛,发热,白细胞增多。

4. 危害　随着生活方式和饮食种类的改变,脂肪肝在普通成人中的发病率高达 30%,已远超病毒性肝炎,成为我国第一大肝病。另外由脂肪肝导致肝细胞癌的比例占到了 16%~19%,而且这个比例以每年 9% 的速度在增加。

从单纯性脂肪肝到肝癌仅需四步:当肝细胞内聚集大量脂肪时,柔软红褐色的肝脏就会变成油腻腻的脂肪肝;填满脂肪的肝细胞膨胀变大,逐渐无法呼吸,慢慢地就会发展成脂肪性肝炎;病情继续发展,肝脏内纤维组织增生,过渡到肝硬化;最后到肝癌。还有约 50% 的患者,可以直接从脂肪性肝炎发展为肝癌。

三、案例分析

王大爷的症状是典型的肥胖与糖尿病引起的"营养过剩型脂肪肝"。脂肪肝既与肥胖程度有关,又与进食脂肪或糖过多有关。脂肪摄入过多,营养过剩,肝细胞内脂肪堆积。30%~50% 的肥胖症合并脂肪肝,重度肥胖者脂肪肝病变率高达 61%~94%。糖尿病患者中约 50% 可发生脂肪肝,其中以成年患者为多。

李先生的症状是典型的"酒精性的脂肪肝",导致肝硬化最后发展为肝癌。酗酒人群,当酒精摄入过量超出肝脏代谢的承受能力时,酒精所产生的乙醛会堆积在肝细胞内,导致酒精性的脂肪肝。每日饮酒超过 80~160g,则酒精性脂肪肝的发生率增长 5~25 倍。

杨女士是因为快速减肥导致"营养不良型脂肪肝"。禁食、过度节食或其他快速减轻体重的措施可引起脂肪分解短期内大量增加,消耗肝内谷胱甘肽(GSH),使肝内丙二醛和脂质过氧化物大量增加,损伤肝细胞,导致脂肪肝。营养不良导致蛋白质缺乏也是引起脂肪肝的重要原因。

四、健康教育

1. 科学健康的饮食　一是一定要拒绝酗酒;二是限制每顿碳水化合物的主食;三是三份高蛋白;四是饮食四标准,有粗有细不甜不咸;五是每日要摄入 500g 蔬菜和水果。推荐肝脏最爱的八种食物:柠檬、豆苗、西蓝花、蓝莓、大蒜、奶制品、绿茶、牛油果。

2. 坚持运动　建议每周坚持中等量的有氧运动至少 150 分钟,如慢跑、打乒乓球、羽毛球等,循序渐进,逐步达到适当的运动量,以加强体内脂肪的消耗,持之以恒。

3. 如果出现食欲缺乏、疲倦乏力、恶心、呕吐、肝区疼痛等症状,或者肝功能异常,请一定及时到正规医院就诊。

会癌变的
脂肪肝

（曹鑫彦）

无"胆"之人,浑身是"胆"

一、导入案例

消防员小刘,男性,28 岁,因"腹痛"入院。B 超示泥沙样胆囊结石、胆囊息肉、胆囊收缩功能差。因之前小刘亦有过数次胆绞痛发作史,医生安排了腹腔镜胆囊切除术,术后小刘情绪低落、忧心忡忡,引起了护士的关注。

仔细询问,原来小刘深受传统文化影响,认为胆囊与胆量、意志、男子汉气概相关。俗语"胆粗气壮""胆丧魂销",小刘的理想是成为一名消防英雄,现在迫于疾病情况切除了胆囊,岂不是变成了"无胆鼠辈"？护士一听,立刻明白了,小刘原来是不知道自己口中说的"胆"与手术中切除的"胆"有什么不同,对胆囊的错误认识让他背上了思想包袱。

"胆"在中医理论上是六腑之首,藏精气,主决断,因此有成语"浑身是胆"形容胆量大、无所畏惧。但在西医中,胆囊是一种器官。它有哪些功能？切除后身体会有哪些变化？本文介绍胆囊的解剖特点及功能、切除胆囊后的身体变化及注意事项。

二、概述

1. 胆囊 位于肝脏下方的胆囊窝内，长 8~12cm，宽 3~5cm，容量为 30~60ml，大约和一个鸡蛋差不多大小。胆囊呈梨形囊袋状，分底、体、颈、管四部。胆囊壁由黏膜、肌层和外膜三层组成（图 1-23）。

2. 胆囊功能 胆囊主要有三大功能：储存、浓缩和排泄胆汁。胆汁由肝脏分泌产生，每日的生成量为 1 000~2 000ml。空腹时，这些胆汁流入胆囊，其中大部分的水和电解质被胆囊黏膜吸收返回血液，仅留下有效成分，变成棕黄色或墨绿色的胆囊胆汁。进餐后，胆囊收缩促使胆汁排至十二指肠，帮助脂肪的消化和吸收（图 1-24）。

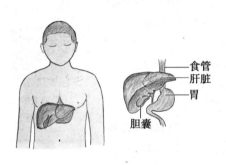
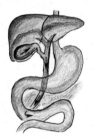
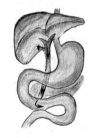

食管
肝脏
胃
胆囊

A. 胆囊功能良好　　B. 胆囊切除后

图 1-23　胆囊　　　　图 1-24　进餐时胆汁分泌走向图

3. 切除胆囊后的身体变化

（1）消化不良、腹胀腹泻：胆囊切除后，肝脏分泌的胆汁持续不断地流入十二指肠。在非消化阶段这些胆汁不能发挥作用，在消化阶段又会显得不够用，因此会出现消化不良的症状，尤其在进食油腻后易腹胀腹泻。但经过一段时间的代偿，胆管会增粗，部分代替胆囊功能。胆总管下端的括约肌也会出现有节律的关闭或开放，以适应消化的需要。因此，这种消化不良经过一段时间后会逐步改善。

（2）碱性反流性胃炎：正常人进食后胆囊收缩促使胆汁集中大量进入肠道，这一过程与胃十二指肠的分泌及蠕动是同步进行的。胆囊切除后，胆汁持续进入肠道而又缺乏食物和胃酸的中和，可在十二指肠内淤积而逆流入胃，使胃内 pH 升高，引起胆汁反流性胃炎。清淡饮食、规律作息、少食多餐、适当运动，可大大减少发病的可能性，此外口服药物治疗的效果也比较好。

三、案例分析

小刘的胆囊 B 超示泥沙样胆囊结石、胆囊息肉、胆囊收缩功能差，说明他的胆囊功能已下降,影响了消化吸收,再加上之前已有数次胆绞痛发作史,不切除胆囊,可能还会引发胆囊炎、胰腺炎、甚至癌变。这种情况,应进行手术治疗切除胆囊。听完护士的介绍,小刘认为胆囊切除后胆子会变小的顾虑瞬间烟消云散,积极遵循术后健康指导,一切恢复顺利。半年后回来复查,小刘不仅身体指标正常,性格也依旧坚韧开朗,笑称自己虽为"无胆之人",却依旧"浑身是胆"。

四、健康教育

在胆囊切除术后,注重饮食调节、适当运动,会大大减少消化不良与碱性反流性胃炎发病的可能性,具体建议如下:

1. 胆囊切除术后 1~3 日,根据身体恢复情况,适当活动,选择低脂流食。如米汤、豆浆、藕粉、果汁等,并逐步过渡为大米粥、豆腐羹、枣泥米糊以及面食类等。

2. 术后 1 个月内,应注意减少脂肪类食物的摄入,菜肴应清蒸、炖煮、凉拌为主,少吃炒菜。烹调尽量少用动物油,可适量使用植物油。

3. 胆囊切除 1 个月以后,饮食也应清淡,但应加强必要的营养补充,可适当增加蛋白质摄入。每日应吃些瘦肉、水产品、豆类食品。多吃高纤维素与含维生素丰富的食物。

4. 少食多餐,适当运动。术后每日以 3 餐为主,每餐七八分饱,在上午和下午各选择加餐一次。少吃多餐可减轻消化系统的负担,适当运动可避免胆汁淤积于十二指肠,减少胆汁反流性胃炎发病的可能性,有利于手术后恢复健康。

5. 饮食禁忌 ①忌肥腻:包括肥猪肉、猪油、鸡皮、鸡油、肉骨头汤、蹄膀以及猪油制的糕点等;②忌蛋黄:因为蛋黄是高脂肪、高胆固醇食物,包括鸡鸭鹅及鹌鹑蛋等;③忌吃某些海鲜:部分海鱼以及河鳗的脂肪含量较高,鱼籽、虾籽以及螃蟹的蟹黄中脂肪含量更高;④忌吃奶类和奶制品:包括未脱脂的牛奶、羊奶以及炼乳、奶油等,以及雪糕、冰激凌、奶制品饼干、面包等。

无"胆"之人,
浑身是"胆"

(陈　萍)

不容忽视的肠套叠

一、导入案例

小琪爸爸带着小琪前来就诊。爸爸对医生说:"孩子间断哭闹 1 日了,吃奶后伴有呕吐。晚上发现拉的大便像果酱一样,这才赶紧到医院就诊"。医生进行腹部触诊发现小琪的腹部有一个疑似腊肠的包块。小琪究竟得了什么病呢？

原来小琪发生了肠套叠。肠套叠是如何发生的，为什么会出现上述症状，作为患儿家属又该如何去应对？患儿该进行什么治疗？接下来我们就来了解肠套叠。

二、概述

1. 定义　肠套叠(intestinal intussusception)是肠管的一部分及其肠系膜套入邻近的肠腔内，形成绞窄性肠梗阻。发病年龄以 2 岁以下婴幼儿多见，尤其是 4~10 个月的婴幼儿。男孩发病率是女孩的 2~3 倍。春秋季节交替时易发生。

2. 分类

(1) 肠套叠可分原发性和继发性两种。约 95% 的肠套叠属于原发性肠套叠。原发性肠套叠发生于无病理变化的肠管，多发生于小儿。约 5% 的肠套叠属于继发性肠套叠。

(2) 根据套入肠与被套肠部位，肠套叠分为小肠 - 小肠型、小肠 - 结肠型、结肠 - 结肠型，小儿多为回结肠套叠(图 1-25)。套叠的结构可分为三层，外层为鞘部，中层为回返层，内层为进入层，后两者合称套入部。套入部的肠系膜也随肠管进入，结果发生肠腔梗阻。由于肠系膜血管受压，肠管可以发生绞窄而坏死。

3. 病因　原发性肠套叠绝大部分发生于婴幼儿，主要原因为肠蠕动节律紊乱，而肠蠕动节律的失调可能由于食物性质的改变所致。由于小儿肠蠕动活跃，在添加辅食的年龄，可因肠蠕动紊乱而发生肠套叠。此外，小儿的上

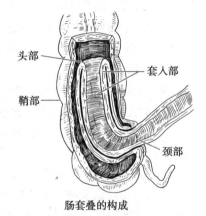

肠套叠的构成

图 1-25　回结肠套叠

呼吸道或胃肠道感染，常合并肠系膜淋巴结的肿大，也可能影响肠管的正常蠕动而致肠套叠。

继发性肠套叠小儿少见，由于肠腔内或肠壁部器质性病变使肠蠕动节律失调，近段肠管的强力蠕动将病变连同肠管同时送入远段肠管中。如良性或恶性肿瘤、息肉、结核、粘连、梅克尔憩室及肠壁血肿，可影响肠管的正常蠕动，成为肠套叠的诱发因素。有时肠蛔虫症、痉挛性肠梗阻也是发病因素。腺病毒感染与发病有关，在感染时回肠远端呈较显著的肥大和肿胀而作为套叠的起点。

4. 临床表现　肠套叠的典型症状有腹痛、呕吐、血便和腹部肿块，表现为阵发性腹痛，伴有呕吐和果酱样血便。腹部触诊常可扪及腊肠样、表面光滑、稍可活动、具有压痛的包块。

5. 检查　空气或钡剂灌肠 X 线检查可见空气或钡剂在套叠处受阻，阻端钡剂

呈杯口状,甚至呈弹簧状阴影。B超检查典型超声图像:腹腔内不均质混合回声团,包块形态规则,横切时呈同心圆征或靶环征,纵切、斜切时呈套筒征或假肾征。

三、案例分析

小琪哭闹不安,吃奶后伴有呕吐,大便呈果酱样,腹部触诊有疑似腊肠的包块。以上符合肠套叠的典型症状和体征。临床上有阵发性腹痛、呕吐、便血及肿块四者存在即可确诊。肠套叠早期只有阵发性腹痛和呕吐,尚未出现血便,或者晚期由于腹胀明显,触不清肿块的病例,应做直肠指检。一般进行空气或钡剂灌肠X线检查,可及时作出正确诊断。空气或钡剂灌肠X线检查,不仅是诊断方法,也是一种有效的治疗方法,适用于回盲型或结肠型的早期。但如果肠套叠不能复位,或者病期已超过48小时,或者怀疑有肠坏死者禁忌使用。对于灌肠法不能复位或怀疑有肠坏死,或者为继发性肠套叠者可行手术疗法。具体手术方法应根据探查情况决定。无肠坏死者行手术复位,已有坏死或合并其他器质性疾病者可行肠切除吻合术或造瘘术。

四、健康教育

1. 饮食指导　家属需掌握正确的喂养方式,强调母乳喂养,喂养要有规律,少量多餐,适时添加辅食,同时注意饮食卫生。根据季节随时添加衣服,以防小儿受凉造成腹泻引起肠功能紊乱,导致发病的机会。

2. 休息指导　由于患儿抵抗力低下,易患各种传染病。因此,患儿要有足够的睡眠时间,居室内保持空气新鲜,定时开窗通风,在适宜的范围内活动,晒晒太阳,避免到公共场所。

3. 就诊指导　在就诊途中需注意:①保留异常大便,留样带往医院就诊。②禁食水,减轻胃肠内的压力。③呕吐时应将孩子的头偏向一侧,以免发生误吸。④注意观察病情变化,尽可能早就医,并向医生提供详细准确的就诊信息。

不容忽视
的肠套叠

4. 如若诊断为肠套叠,家属也不用过度紧张,在医生的帮助下采取积极的治疗。

（王丽珺）

远离肠癌,慧眼识便

一、导入案例

刘先生,37岁,企业高管,烟酒史10年,体型较胖,喜食肉制品,蔬菜及水果进食很少。曾在门诊多次查血脂,发现明显升高,医生曾建议其控制饮食,但未引起重视,直到 3 个月前出现血便,经检查为直肠癌。

程先生,41 岁,83kg,不酗酒,有抽烟史 16 年,喜食烧烤类、油炸类及腌制食品,蔬菜、水果少量。有高血压且有内痔,2 年前检查出乙状结肠多发息肉,建议内镜下切除,未重视,半年前出现大便性状改变,再次查肠镜,考虑乙状结肠癌。

刘先生和程先生本当壮年,却历经如此遭遇。为何痔疮、息肉等常见小问题,会突然演变成为可怕的癌症,对生命健康构成巨大的威胁,大肠癌早期有哪些症状,如何辨别与应对?本文介绍大肠癌的相关知识。

二、概述

1. 定义　大肠癌是指大肠黏膜上皮在环境或遗传等多种致癌因素作用下发生的恶性病变,是最常见的恶性肿瘤之一,包括结肠癌和直肠癌。大肠癌的发病率从高到低依次为直肠、乙状结肠、盲肠、升结肠、降结肠及横结肠,近年有向近端(右半结肠)发展的趋势。

2. 发病率及治疗现状　大肠癌是世界上第三大高发癌症,其发病与生活方式、遗传、大肠腺瘤等关系密切。每年新增病例超过 136 万,5 年生存率在 28%~65% 不等。我国大肠癌的发病率每年在不断上升,全国范围内看,其发病率位次从过去的第 6、7 位上升到现在的第 3、4 位。约 20% 的大肠癌患者在诊断初即存在转移,50%~60% 的患者随疾病发展将发生转移。借助化疗辅以生物药物和手术,30%~40% 存在局限性转移病灶的患者可被治愈,而对于剩余的 60%~70% 的患者,则需要通过进一步改善治疗以强化其临床预后。

3. 前期预警信号

(1) 大便带血:大肠癌常常以便血为首发症状,故原来有痔疮的患者常常出现漏诊或误诊而导致病情进展。

(2) 大便习惯改变:前期一般表现为大便次数增多、排便不畅、大便不尽、里急后重感;当肿瘤引起肠腔狭窄时,可以出现大便变细、变形、变窄或大便表面出现凹槽等改变。而当大肠肿瘤体积较大且糜烂、溃疡时,才会出现大便习惯改变,如便秘或腹泻,或者便秘与腹泻交替出现。

(3) 腹痛不适:疼痛部位常出现在下腹部,多为隐痛或胀痛。此外,还往往会伴有排便不尽的感觉。

4. 临床症状表现　左、右半结肠癌临床表现是存在差异的。

右半结肠癌(肿块型):以中毒症状为主。常为原因不明的严重贫血、乏力、发热、消化不良,持续性腹部不适,体检 60%~70% 右侧腹部包块,大便隐血阳性。

左半结肠癌(浸润型):以梗阻症状为主。常为排便习惯改变,间隙性便秘和便频,黏液血便,腹痛。

而直肠癌(溃疡型):以便血症状为主。早期无症状,后期可出现鲜血便、黏液血便、与大便不混，排便不尽感，排便习惯改变。

5. 病因　大肠癌的病因尚未完全清楚，目前认为主要是癌前病变、环境因素、遗传因素及其他高危因素综合作用的结果。

（1）癌前病变：包括溃疡性结肠炎、Crohn 病、大肠腺瘤、慢性结肠血吸虫病及家族遗传综合征等，多数先经过腺瘤期而后演变成恶性肿瘤。在大肠癌高发区，大肠息肉和腺瘤的发病率也相对较高，且都有癌变的可能。

（2）环境因素：大肠癌的发病和环境、生活习惯，尤其是饮食方式有关。一般认为，高脂肪食谱与食物纤维不足是主要发病原因，这已为流行病学和动物实验所证明。此外实验还证明，饮食中维生素 A、维生素 C、维生素 E、硒、钙均有防癌作用，其中膳食中钙的防癌作用，近年受到特别重视。

（3）遗传因素：从遗传学观点可将大肠癌分为遗传性（家族性）和非遗传性（散发性）。前者的典型病例有家族性结肠息肉综合征和家族遗传性非息肉病大肠癌，后者主要是由环境因素引起基因突变。

（4）其他高危因素：如高脂肪、高热量、高蛋白的高肉饮食习惯，长期烟、酒对胃肠道的刺激，肥胖的体型等。

三、案例分析

刘先生，工作繁忙，应酬较多，平时缺少运动锻炼，造成体型较胖，饮食上偏好吃肉类制品、水果蔬菜摄入少，造成饮食不均衡。血脂一次一次增高，但思想上未给予重视，没有调整饮食及服用降脂药物控制，以致出现血便检查出直肠癌，才意识到身体出现了严重的问题。若刘先生坚持锻炼身体控制体重，均衡饮食，按医嘱服药，做肠镜检查，就能早发现早治疗。

程先生，血压偏高且有内痔病史，平时蔬菜水果进食少，喜欢吃烧烤类、油炸等肉类食物，2 年前检查出乙状结肠多发息肉后没有切除，也没有进行随访，半年前经常便秘随后出现脓血便，再次查肠镜，发现已转变为癌症。如果程先生将息肉切除，并定期做肠镜随访，合理调整饮食，就能大肠癌变扼杀于萌芽中。

四、健康教育

1. 快速识别大肠癌早期预警信号　对于大肠癌，要做到辨一"便"！每次大便后，要做到"四辨"：

（1）一辨大便的颜色：正常的大便是黄色或黄褐色。当出现脓血便、鲜血便、黑便不能排除肠癌的可能。

（2）二辨排便习惯：正常大便次数是每日 1~2 次，次数增多或者三四日才一次，要警惕大肠癌的发生。

（3）三辨大便形状：正常大便呈香蕉形，大便变细或变形也是异常的报警信号。这说明肠道中存在影响大便通过的因素,当肿瘤突出肠腔,导致狭窄,则排出的大便往往变细、变形。

(4) 四辨疼痛:疼痛部位出现在下腹部,多为隐痛或胀痛。且往往会伴有排便不尽的感觉,即明明刚刚大便完,却仍然还一直有便意。

2. 构建健康生活方式 大肠癌的病因包括遗传因素、环境因素与其他高危因素。除遗传因素为我们所不可控外,其他因素我们均可以通过健康的生活方式以及良好、规范的健康检查行为去规避癌症的发生。因此,除了对息肉、痔疮、结肠炎等问题需要格外加以重视之外,还要避免通宵熬夜、抽烟酗酒、无肉不欢、久坐不动等不健康的生活方式。

(1) 饮食:高脂肪、高热量、高蛋白、低纤维素的饮食习惯不仅会导致体重超重或肥胖,还会减缓肠道蠕动,延长食物滞留时间,增加了致癌物与肠道接触的机会;而多食膳食纤维则可刺激肠蠕动,将大便与毒素尽快排出体外。

(2) 运动:生命在于运动,运动是避免大肠癌的有效手段。建议正常人每周进行中等强度运动 5~7 日,至少 150 分钟的有氧运动。如骑脚踏车、快走、游泳和慢跑等,还可以专门做一些锻炼腹部的运动。

远离肠癌,
慧眼识便

最后定期做肠道健康检查。根据美国癌症学会的建议,40 岁以上人群每年做直肠指检一次。50 岁以上每年还要查大便潜血,每 5 年做一次结肠镜检,对于高危人群,例行检查的年龄应提前 10 年,且每年做一次结肠镜检查。

(程孝惠)

预防胆囊结石,享受健康生活

一、导入案例

王女士,42 岁,于某日晚上参加单位聚会食饮了大量高脂食物,次日清晨突感右上腹疼痛不适,呈阵发性疼痛,伴肩背部放射痛。数小时后仍未缓解,遂到医院就诊。经医生检查,诊断为胆囊结石,王女士积极配合治疗,几日便康复出院了。

王女士为什么会突然出现腹痛,为什么会患胆囊结石?胆囊结石又为什么会导致腹痛甚至肩背部放射痛?本文介绍胆囊结石相关知识。

二、概述

1. 胆结石 是指发生在胆囊的结石,是我国常见病、多发病。结石按其成分可分为胆固醇结石、胆色素结石、混合性结石(图 1-26)。

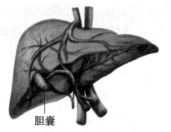
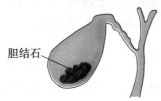

胆结石

胆囊

图 1-26　胆囊和胆结石

2. 病因

（1）肥胖：是胆囊胆固醇结石发病的一个重要危险因素。肥胖人更易患病，原因在于其体内的胆固醇合成量绝对增加，或者胆汁酸和磷脂相对增加，使胆固醇过饱和。

（2）年龄：胆囊结石主要见于成年人，发病率在 40 岁以后随年龄增长。

（3）性别差异：胆囊结石以女性多见。女性胆固醇结石高发可能与雌激素降低胆汁流动、增加胆汁中胆固醇分泌、降低总胆汁酸量和活性，以及与黄体酮影响胆囊动力、使胆汁淤滞有关。

（4）生育：妊娠可促进结石的形成，并且妊娠次数与发病率成正相关。

（5）饮食因素：饮食习惯是影响胆石形成的主要因素，进食精制食物、高胆固醇食物者的发病率明显增高。因为精制碳水化合物增加胆汁胆固醇饱和度。

3. 临床表现　大多数患者可无症状，称为无症状胆囊结石。胆囊结石的典型症状为胆绞痛，只有少数患者会出现该症状，其他表现为急性或慢性胆囊炎。

（1）腹痛

1）上腹隐痛：多数患者仅在进食过多、吃油腻食物、工作紧张或休息不好时感到上腹部或右上腹隐痛，或者有饱胀不适、嗳气、呃逆等，常被误诊为"胃病"。

2）胆绞痛：突发的右上腹阵发性剧烈绞痛，可向右肩胛部和背部放射。常在进食油腻食物后发生。检查者将左手平放于患者的右肋下部，拇指置于右肋缘下胆囊区，嘱患者缓慢深吸气，使肝脏下移，若因拇指触及肿大胆囊患者突然屏气，称为 Murphy 阳性。

（2）消化道症状：多伴有恶心、呕吐、腹胀、食欲缺乏等。

（3）Mirizzi 综合征：较大结石持续嵌顿和压迫胆囊壶腹部或颈部，可引起肝总管狭窄或胆囊胆管瘘，表现为反复发作的胆囊炎、胆管炎及梗阻性黄疸，称为 Mirizzi 综合征。

（4）中毒症状：随胆囊炎症严重程度，患者表现出不同程度的体温升高、脉搏加速等感染征象。

（5）并发症：急性化脓性和坏疽性胆囊炎可引起局限性或弥漫性腹膜炎。小结石通过胆囊管进入并停留于胆总管成为胆总管结石，可引起胆源性胰腺炎。结石及炎症的长期刺激可诱发胆囊癌。

4. 治疗方法

（1）非手术治疗：病情轻者可采用非手术治疗，包括禁食、胃肠减压、补液、控制感染、解痉止痛、全身支持治疗等，以后择期手术治疗。

（2）手术治疗：是胆囊结石治疗的首选方式，常采用开腹胆囊切除术（OC）和腹腔镜胆囊切除术（LC），现在一般采用腹腔镜胆囊切除术（图1-27）。

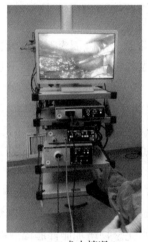 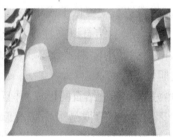

A. 术中情况　　　　　　　　　　B. 腹部切口

图1-27　腹腔镜下胆囊切除

腹腔镜胆囊切除术小知识

1. 手术在腹腔镜直视下进行，可清楚地将胆囊表面及周围组织、解剖学情况尽收眼底，清晰的手术视野结合先进的内镜设备，基本不伤人体组织。

2. 腹腔镜胆囊切除术的治愈率高达98%以上（炎症粘连严重者只能中转开腹）。

3. 手术切口小，胆管损伤发生率、迟发性胆囊管残端胆漏发生率低。术后腹腔内出血少，对脏器功能干扰轻。

4. 术后恢复快，患者术后第1日即可下床活动并进食，平均3~5日出院。如果是日间手术，术后第1日便可出院。

5. 手术对患者年龄、身体能否耐受手术等基本状况与传统开刀相比，无绝对禁忌证。

大多患者对切除胆囊感到惶恐,但目前临床对是否能保胆取石尚存争议。因为有部分患者在保胆取石后胆囊中又出现了结石。此外,胆囊结石常伴随慢性胆囊炎,取出结石后炎症仍然会让患者"胆"疼。除非在术前能确保患者的胆囊基本无病变且其功能未受到任何影响,医生才会建议患者保胆取石。

三、案例分析

王女士因摄入大量高脂食物后诱发了胆囊结石,出现右上腹疼痛不适,呈阵发性疼痛,伴肩背部放射痛等症状。遂到医院就诊,在王女士积极配合下,医生采取了腹腔镜胆囊切除术,几日后王女士便康复出院了。

四、健康教育

1. 指导患者进低脂饮食,忌油腻食物,宜少量多餐,避免过饱。避免劳累及精神高度紧张。手术后 2~3 个月内避免暴饮暴食,应给予高蛋白、高维生素、低脂、易消化饮食,少量多餐。勿吃动物脑、肾、蛋黄、鱼籽、油炸食物、辛辣品,戒烟、戒酒。宜多吃萝卜、青菜、豆类、豆浆等食品,此外,还应补充一些水果、果汁等,以弥补维生素的损失。

2. 养成良好卫生习惯。如饭前便后洗手,不吃生食,蔬菜要洗干净。

3. 定期服用驱虫药物,成人应每 2~3 年驱虫一次。

4. 年老体弱不能耐受手术的慢性胆囊炎患者,应严格限制油腻饮食,遵医嘱服用抗炎利胆及解痉止痛药物;若出现腹痛,发热和黄疸等症状时,应及时就医。同时,较多的慢性结石性胆囊炎患者主要症状为上腹部饱胀、隐痛感或有恶心、呕吐、讨厌油腻等胃部不适症状,并长期按"胃病"就诊;对于此类患者,应耐心解释疾病相关知识,增加患者和家属对诊断和治疗的理解与配合。

5. 加强身体锻炼,增加机体抵抗力,劳逸结合,如有腹痛、腹胀,请及时联系医生,门诊随访。

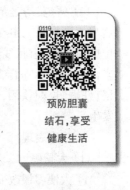

预防胆囊
结石,享受
健康生活

（涂　静）

大肠癌与痔疮千万别傻傻分不清楚

一、导入案例

郑女士,31 岁,自述平时体健,二胎后患有痔疮 1 年有余,一直按痔疮自行治疗,半年前喝中药调理,未见好转,近日便血加重,粪便明显变细,到医院就诊。经肠镜确诊为直肠癌,行 miles 手术,术后辅助放化疗效果不明显。郑女士术后 2 年离世。

李先生,64 岁,痔疮 10 余年,近日自觉里急后重,便血加重,自认为痔疮加重而自行治疗,未见明显好转,到医院就诊。经肠镜确诊为直肠癌,行直肠癌切除术,预防性回肠造口术,术后辅助化疗,半年后造口还纳。

郑女士和李先生为什么会有如此相似的遭遇? 由于痔疮和大肠癌的发病部位比较隐蔽,许多人的态度是尽量自行医治,不去医院,所以导致 90% 的大肠癌在发病初期被自行诊断为痔疮,从而导致病情延误,酿成悲剧。便血就一定是痔疮吗? 痔疮和大肠癌要如何鉴别? 如何诊断大肠癌? 如何做到早发现早治疗? 本文介绍痔疮与大肠癌的鉴别诊断。

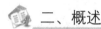

二、概述

1. 定义

(1) 大肠癌:是结肠癌(carcinoma of colon)及直肠癌(carcinoma of rectum)的总称,是指大肠黏膜上皮在环境或遗传等多种致癌因素作用下发生的恶性病变,预后不良,死亡率较高,是我国常见的恶性肿瘤之一。其发病与生活方式、遗传、大肠腺瘤等关系密切。手术切除后的 5 年生存率平均可达 40%~60%,早期发现、早期诊断、早期治疗以及开展规范化的手术治疗仍是提高大肠癌疗效的关键。

(2) 痔疮:痔是最常见的肛肠疾病,任何年龄都可发病,但随着年龄增长,发病率逐渐增高。肛垫的支持结构、静脉丛及动静脉吻合支发生病理性改变或移位成为内痔;齿状线远侧皮下静脉丛的病理性扩张或血栓形成为外痔;内痔通过丰富的静脉丛吻合支和相应部位的外痔相互融合成为混合痔。长期的坐立,便秘,妊娠,长期饮酒,进食大量刺激性食物,肛周感染,营养不良等均可导致痔的发生。

2. 临床表现

(1) 大肠癌

1) 大便习惯改变:排便次数增加,里急后重。

2) 粪便形状改变:黏液脓血便,便细、扁,或者腹泻、便秘交替进行。

3) 梗阻症状:腹胀,腹痛,消化不良,食欲减退。

4) 其他症状:体重减轻,贫血,腹部、肛门有肿块。

(2) 痔疮:便血,肛周疼痛,肛周瘙痒(图 1-28)。

3. 便血的鉴别诊断

(1) 大肠癌便血:大便带血,很多情况下同时混有黏液或脓液,这种血的颜色比痔疮出血颜色要暗一些。

(2) 痔疮便血:鲜红色,不与粪便相混而附于粪块表面,也可表现为大便前后

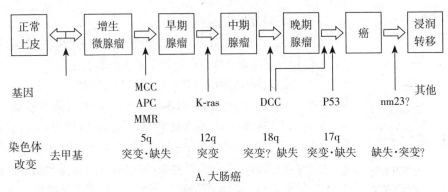

A. 大肠癌

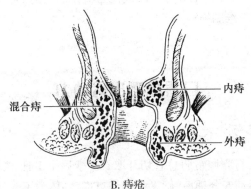

B. 痔疮

图 1-28 大肠癌和痔疮

滴血,严重的是喷射状,多在大便秘结时发生。

(3) 肛裂便血:便血量较少,多在便纸上发现,大便时可伴有肛门剧痛,以至患者不敢大便。

(4) 息肉便血:便血无不适感,粪质正常,血常附于粪块表面。

三、案例分析

大肠癌发病年龄越轻,恶性程度越高。若郑女士在出现便血改变的症状时能够及时就医,科学诊断,积极配合医疗,或许结局就会不同。若李先生知晓里急后重为大肠癌的典型症状,及时就医,早期确诊治疗,可能不会经历造口。

四、健康教育

大肠癌与痔疮的鉴别:

1. 发病年龄 大肠癌好发于中老年人,痔疮好发于任何年龄。

2. 便血 大肠癌便血为暗红色,与粪块相混,伴有黏液脓血。痔疮便血为鲜红色,附于粪块表面,多在便秘时发生。

3. 肛门指检 大肠癌肛诊手感为菜花状硬块或边缘隆起中央凹陷的溃疡,拔出的指套常染血。痔疮的肛诊手感为凸起的小粒。

大肠癌与痔疮千万别傻傻分不清楚

一般人群45岁以后就开始接受大肠癌的筛查,每年进行一次大便隐血试验检查,每5~10年进行一次纤维肠镜检查。如老年人,喜欢吃荤、不喜蔬果的人,吸烟、饮酒的人,有肠癌和肠息肉家族史、大肠癌癌前病变、有炎症性肠病的患者等都属高危人群。高危人群要40岁以后开始接受大肠癌的筛查,每年进行一次大便隐血试验检查,每3~5年接受一次纤维肠镜检查。

(赵新明)

口香糖嚼出胃动力

一、导入案例

孙女士,65岁,行腹腔镜胆总管切开取石。术后第1日,主诉腹胀腹痛难受,护士协助其下床活动5分钟后,她又主诉切口疼痛、体力不支,继续躺在床上,但肛门未通气,腹胀仍然难受,烦躁不安。再次寻求护士帮助,护士立即指导孙女士咀嚼2粒口香糖20~30分钟。孙女士为什么会出现此种情况,护士为什么指导咀嚼口香糖? 本文讲述下腹部术后咀嚼口香糖的相关知识。

二、概述

腹部术后患者常由于麻醉、手术机械牵拉,以及术后疼痛、卧床等因素影响导致胃肠功能减弱,引起不同程度的腹胀。传统的促进胃肠功能恢复的方法主要有早期下床活动和腹部环形按摩等方式,伴随着快速康复外科理念的不断推广应用,现在相关文献证明咀嚼口香糖对促进腹部术后胃肠功能恢复也有很好的效果,并且在临床上也得到广泛的应用。

(一) 咀嚼口香糖的作用机制

1. 咀嚼口香糖基于"假饲"原理,即模拟进食,刺激口腔感受器,进而激活迷走神经,促使胃肠激素分泌增加,从而促进胃肠蠕动。

2. 咀嚼口香糖本身咀嚼动作反射性促进胃肠活动增加,使胃泌素和胃动素水平增加,从而促进胃肠功能恢复。

3. 咀嚼口香糖促进胃肠蠕动,近而避免肠管与肠管之间、肠管与壁层腹膜或网膜之间长时间的接触,从而降低肠粘连的发生。

4. 无糖口香糖本身所含的木糖醇成分就可以起到渗透性泻剂的作用,可促进胃肠道功能的恢复。

（二）咀嚼口香糖的优势

1. 简单易操作。

2. 安全系数高。

3. 口腔舒适无异味。

4. 产品质优价廉。

5. 患者依从性高。

（三）咀嚼口香糖时间及方法

1. 腹部术后患者推荐麻醉清醒后就可咀嚼口香糖,且早期咀嚼效果远优于晚期咀嚼的效果。

2. 每日咀嚼 3~4 次,每次 2 粒咀嚼 20~30 分钟即可,直到肛门通气为止。

（四）咀嚼口香糖的注意事项

1. 如对口香糖成分过敏或有口腔疾患者,就不适宜咀嚼。

2. 糖尿病患者应选用无糖口香糖或木糖醇口香糖,避免含糖口香糖对血糖产生影响。

3. 老年人及幼儿在咀嚼过程中,告知正确咀嚼方法,注意防止误咽误吸。

4. 咀嚼过程中,指导吞入唾液时避免空气大量吞入。若出现恶心、呕吐、腹痛、腹胀等不适,应立即停止,并及时告知医生。

5. 对有胰腺损伤或涉及胰腺手术者,避免过早咀嚼口香糖。

6. 肛门通气后不代表胃肠功能的完全恢复,因此排气后,应先试饮水或流质饮食,再逐步过渡到普食,注意少食多餐。

7. 妥善处理口香糖残渣,减少对环境的污染。

三、案例分析

孙女士因腹腔镜胆总管切开取石术后胃肠功能减弱引起腹胀不适、烦躁不安。若护士术前详细告知他咀嚼口香糖的作用,术后及时督促患者早期咀嚼口香糖,或许患者术后第 1 日肛门已通气,就会避免出现腹胀难受等不适症状。

四、健康教育

术后早期咀嚼口香糖对促进胃肠功能恢复卓有成效。它是一种经济、安全、简单易行的辅助治疗护理措施,是腹部手术后患者的福音。它不但适用于腹部手术后患者,还可适用于胸部手术及妇科手术患者。对于禁食的患者,咀嚼口香糖也可以清新口气,避免口腔干燥。嚼口香糖时,注意事项有:

1. 如果长期咀嚼口香糖,会反射性地引起胃酸大量分泌,容易对胃部造成伤害。所以,对有胃病者,建议每日咀嚼口香糖不超过 5 片。

2. 长期、大量咀嚼口香糖会诱发龋齿,损坏牙齿;而且经常大量地做咀嚼运动,会使咀嚼肌更加发达,容易引起脸部变大。

3. 儿童应避免长期将口香糖含在嘴里,有可能误入气管引起窒息;且长期嚼口香糖,咀嚼肌始终处于紧张状态,有可能养成睡梦中磨牙的习惯,从而影响孩子的睡眠质量。

4. 如果不小心将口香糖误咽入胃内,不要紧张,它会随着粪便排出体外。

5. 在吃口香糖时注意将其内包装纸收好;嚼完口香糖后,及时将残渣吐在包装纸内,裹好放在口袋里后丢弃至垃圾箱内,避免对环境产生污染(图 1-29)。

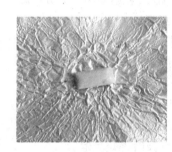
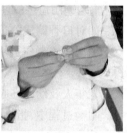

图 1-29　包装纸收好口香糖

（张　梅）

你真的了解急性胰腺炎吗

一、导入案例

高先生,35 岁,因上腹痛 8 小时,伴恶心呕吐急诊入院。高先生前日晚上饮酒 250ml,昨夜聚餐进食大量高脂饮食,今晨 6:00 突发上腹部疼痛并逐渐加重,疼痛位于左上腹,呈持续性,并放射至腰背部,伴恶心。高先生既往无药物过敏史,无肝炎史等,吸烟 10 余年,间断饮酒 10 余年。体格检查:T 38.6℃,P 124 次 /min、R 22 次 /min、BP 105/66mmHg,急性痛苦面容,皮肤巩膜无黄染,腹部膨隆,全腹紧张,压痛、反跳痛,以中上腹为甚,肠鸣音减弱。辅助检查:RBC 5.3×10^{12}/L,Hb 120g/L,WBC 15.9×10^9/L,PLt 110×10^9/L,血清淀粉酶 1 630U/dl,脂肪酶 385U/L,血糖 12.5mmol/L,尿淀粉酶 280U/dl。腹部 CT:胰腺肿胀,实质密度不均匀且稍减低,腹腔及腹膜后广泛渗出。

那么,高先生究竟患上何种疾病,而导致其持续性的腹部疼痛并加重呢? 经过进一步的诊断原来是急性胰腺炎。急性胰腺炎是一种常见的急腹症,患者轻重程度不一,轻型预后良好,重型则较为严重,病死率较高。那么对于急性胰腺炎我们该如何去应对? 为避免急性胰腺炎发生率的可能性增加,我们又该如何预防? 本文介绍急性胰腺炎。

二、概述

1. 定义 急性胰腺炎(acute pancreatitis, AP)是多种病因导致胰酶在胰腺内被激活后引起胰腺组织自身消化、水肿、出血甚至坏死的炎症反应。如把胰腺组织比为一个团体,那么胰酶就是这个团体里的"起义军"。如果"起义军"的数量少,则影响较小,对团体的损害也较小;如果起义军的数量庞大,影响也较大,对团体造成的损害也较大,且不可逆。

2. 分类 急性胰腺炎分为急性水肿及急性出血坏死型两种。急性水肿型可发展为急性出血坏死型,其进展速度可在数小时至数日,以急性水肿型较多见。病变累及部分或整个胰腺,胰腺肿大、充血、水肿和炎症细胞浸润或伴有轻微的局部坏死则为急性水肿型;胰腺内出现灰白色或者黄色斑块的脂肪组织坏死,且出血严重,胰腺呈棕黑色并伴有新鲜出血,坏死灶外周有炎症细胞浸润则为急性出血坏死型。

3. 临床表现 根据病情的轻重程度,急性胰腺炎的临床表现多样。急性腹痛是大多数患者的首发症状,也是最为主要的表现,大多数患者最初可能伴有恶心、呕吐、轻度发热。若出现以上症状,且疼痛位于中左上腹或全腹,向背部放射,进食时加重,弯腰抱膝时减轻时,需尽快就医。

在上述症状的基础上,腹痛不缓、腹胀逐渐加重,则可能导致呼吸困难、少尿或无尿、体温持续性增高或不降、黄疸加深、意识障碍、低血压、休克等症状。以上则可怀疑患者病情进展为中度、重度以上,可能出现急性多器官功能障碍及衰竭。

4. 病因 急性胰腺炎的病因多种,胆道疾病和酒精是最常见的病因,我国主要是以胆道疾病为主,占 50% 以上,其中,胆道疾病中胆石症和胆道感染是 AP 的主要病因。胰管阻塞、十二指肠降段疾病、手术与创伤、代谢障碍(高脂血症、高钙血症)、过度进食、感染及全身炎症反应等也是 AP 的病因,少数病因不明者,被称为特发性 AP。

三、案例分析

高先生聚餐进食大量的高脂饮食,进食后分泌的胰液不能经胰管流出道顺利排至十二指肠,从而导致胰管内压升高,但这只是 AP 诱因之一,最主要的原因是长期饮酒、吸烟,导致高先生突发 AP,出现恶心、呕吐,腹部膨隆,因持续性腹痛并逐渐加重而引起重视被送往医院治疗康复。消化系统疾病多数是由于平时的饮食作息不当而导致,若高先生知晓急性胰腺炎的高危因素,适度运动、戒烟戒酒并合理饮食,发生急性胰腺炎的概率则会大大降低。

四、健康教育

合理的预防可降低急性胰腺炎的发病率,预防措施有以下五方面内容:

1. 减少诱因 积极的治疗胆道疾病等原发病,戒烟戒酒,减少诱因,预防感染,正确服药,防止急性胰腺炎的复发。

2. 休息与活动 平时注意保暖,避免受凉;适度的运动锻炼以提高抵抗力,劳逸结合;保持相对良好乐观的心态,避免过劳或情绪起伏过大。

你真的了解急性胰腺炎吗

3. 合理的饮食 养成良好的饮食习惯,三餐规律,避免暴饮暴食,少食高脂、油炸、辛辣刺激性食品,禁烟酒。

4. 控制血糖和血脂 平时注意监测血糖及血脂含量,必要时可以使用药物进行控制,病情严重者及时就医。

5. 按时体检 "无病防、小病治",按时体检以便于及时知晓自身健康状况。急性胰腺炎的病情进展较为迅速,若有急腹症症状,需立即就医,切勿拖拉延误最佳治疗时机。

(李 静)

大小不一碍美观,手握弹球来锻炼

一、导入案例

王女士,48 岁,于体检时发现右乳房肿物性质待查,经穿刺活检和进一步检查确诊为乳腺癌,行单侧乳腺癌改良根治术。术后依从性差,王女士功能锻炼配合度低,术后 3 个月左右发现自己出现高低肩、患侧活动范围相对健侧局限很多,严重影响自身的形象和日常工作生活的质量。

吴女士,42 岁,自己沐浴行乳房自检时发现左侧乳房有一小肿块,就医后确诊为乳腺癌,行左乳癌改良根治术,术后积极配合治疗,术后 2 个月复查时患侧上肢活动范围与健侧无差别,日常生活和工作不受影响。

王女士和吴女士的手术方式相同为什么术后康复结局会有如此大的差别,到底是什么原因造成了这样的差异? 原来是乳腺癌改良根治术后患侧上肢静脉回流受影响。淋巴结清扫后皮肤与骨骼直接相连,愈合过程中瘢痕挛缩影响患侧上肢活动范围。王女士术后没有重视早期的功能锻炼,术后瘢痕挛缩影响患侧上肢的活动范围静脉严重影响日常生活。我们该如何去应对? 本文介绍乳腺癌术后的功能锻炼。

二、概述

1. 定义 乳腺癌改良根治术手术方式分为保留胸大肌切除胸小肌的 Patey 根治术,以及保留胸大肌、胸小肌的 Auchincloss 根治术。其手术范围包括游离皮瓣、切除乳腺、清扫胸大肌间淋巴结、清扫腋淋巴结。

2. 术后早期功能锻炼的意义 利于术后术侧上肢静脉回流及引流液的流出,利于术后患侧上肢水肿的消退,可明显减少积血积液、皮瓣坏死及上肢严重水肿等并发症;更重要的是早期功能锻炼减少瘢痕挛缩的发生,提高术侧上肢功能的恢复及患者自理能力的重建。

3. 病因 术侧上肢水肿具体原因是头静脉属支的结扎使血液回流受影响,淋巴结清扫使淋巴管路堵塞组织液积聚在组织间隙。

三、案例分析

王女士,48 岁,于体检时发现右乳房肿物性质待查,经穿刺活检和进一步检查确诊为乳腺癌,行单侧乳腺癌改良根治术。术后依从性差,功能锻炼配合度低,术后 3 个月左右王女士发现自己出现高低肩、术侧上肢活动范围相对健侧局限很多,严重影响自身的形象和日常工作生活的质量。若王女士在术后能够积极进行功能锻炼也许结局就会不同。

吴女士,42 岁,自己行乳房自检时发现左侧乳房有一小肿块,就医后确诊为乳腺癌,行左乳癌改良根治术,术后积极进行功能锻炼,术后 2 个月复查时患侧上肢活动范围与健侧无差别,日常生活和工作不受影响。

四、健康教育

合理的预防可降低术后术侧上肢水肿及瘢痕挛缩的发生率,预防措施有以下方面内容:

1. 建立良好的生活方式,多饮水,保证每日摄取足量的优质蛋白,术侧不提重物,下垂时间不宜过长。

2. 尽早进行科学的功能锻炼(图 1-30)。

(1) 术后 24 小时内活动手指及腕部。

(2) 术后 2~3 日进行术侧上肢肌肉的等长收缩

锻炼手记

大小不一碍美观,
日常生活受影响,
手握弹球来锻炼,
把手高举指蓝天。

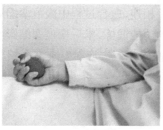
A. 手指及腕部运动

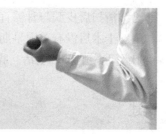
B. 屈肘运动

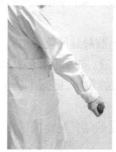
C. 手臂前屈运动

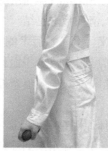
D. 手臂后伸运动

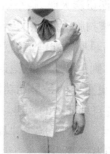
E. 摸对侧肩膀图

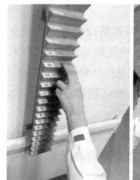
F. 爬墙训练

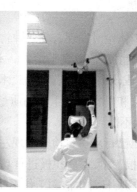
G. 吊环训练

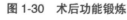

图 1-30 术后功能锻炼

训练,利用肌肉泵促进血液淋巴回流,由曲肘伸臂逐渐过渡到肩关节小范围的前屈后伸运动(前屈 <30°,后伸 <15°)。

(3) 术后 4~7 日肩部锻炼:逐渐训练用患侧上肢进行洗脸、刷牙、进食,摸同侧耳朵和对侧肩膀(红色标记为术侧)。

(4) 术后 10 日后进行太抬高术侧上肢、梳头、爬墙锻炼(红色标记为术侧)。锻炼者正对爬墙梯身体距离爬墙梯约 30cm,术侧示指和中指沿着爬墙梯依次向上直到最大高度。训练时不踮脚不后仰。

（5）术后 2 周后可借助吊环进行锻炼（红色标记为术侧）。进行吊环训练是双手分别握住拉环，健侧轻轻用力将术侧拉高至能耐受的最大高度，停留片刻后重复以上动作。

（梁水华）

大小不一碍
美观，手握弹
球来锻炼

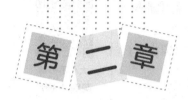

第二章

神经外科疾病健康教育

脑卒中来势汹汹，如何有效预防

 一、导入案例

王先生，45 岁，主因左侧肢体活动不利 3 日入院，既往有高血压病 10 年。王先生于 3 日前晨起发现左侧肢体无力，查头颅 CT 示右侧基底节区脑梗死。后转入康复科继续治疗。

二、概述

1. 定义 脑卒中是一种急性脑血管疾病，是由于脑部血管突然破裂或因血管阻塞导致血液不能流入大脑而引起脑组织损伤的一组疾病。中医上称这种疾病为"中风"。

2. 临床表现 具体出现什么症状，取决于脑组织受伤的部位（图 2-1）。如果脑卒中发生在黄色区域，就会出现口角歪斜。橙色区域表现为肢体无力，红色区域出现说话困难。如果脑卒中发生在枕部、小脑、额部、颞部，分别会出现视觉改变、平衡丧失、意识模糊以及记忆丧失。

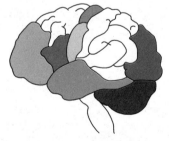

图 2-1 大脑分布图

3. FAST 原则 F——face，脸，是否出现一侧下坠，口角歪斜；A——arms，手臂，是否出现肢体软弱无力，两只胳膊是否都能抬起；S——speech，言语，是否出现言语不清；T——time，时间，如果你察觉到上述任何一种症状的出现，抓紧时间赶紧拨打急救电话，去医院进行相关治疗。

4. 病因 2016 年发表在《柳叶刀》的来自 32 个国家的研究结果显示,全世界 90.7% 的脑卒中与高血压、糖尿病、血脂异常、心脏病、吸烟、酒精摄入、饮食、超重或肥胖、体力活动不足、心理因素在内的 10 项可改变危险因素相关。

三、案例分析

王先生被诊断为脑卒中,脑卒中具有发病率高、死亡率高、致残率高和复发率高的特点。《中国脑卒中防治报告(2018)》指出:脑卒中是造成我国减寿年数的第一位病因。相关数据显示,2017 脑血管疾病占我国居民疾病死亡比例在农村人群为 23.18%、城市人群为 20.52%,这意味着,在我国因病死亡的人群中,每 5 人里就至少有 1 人死于脑卒中。

四、健康教育

脑卒中的预防主要是危险因素的防治。

1. 高血压是脑卒中发病最主要的危险因素,没有规律服药,没有控制好高血压,容易发生脑卒中。

2. 糖尿病可以导致身体大血管和小血管病变,得了糖尿病后要积极进行控制饮食、药物治疗以及适当运动。

3. 患有冠心病的患者要找专科医师诊治,冠心病伴有房颤的患者心脏瓣膜容易发生附壁血栓,栓子脱落后可以堵塞脑血管,导致缺血性卒中。

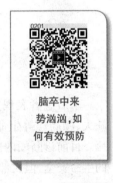

脑卒中来势汹汹,如何有效预防

4. 高脂血症特别是胆固醇增高患者除控制饮食外,应该在医师指导下服用降血脂药物,这类药物除可以降低血脂外,还可以逆转早期的动脉粥样硬化。

5. 良好的生活习惯有利于脑卒中的预防合理膳食,多吃新鲜水果或蔬菜,戒烟限酒,适当运动,以及保持良好的心态对于预防脑卒中也很重要。

(尚　海)

神经外科患者术后"通关宝典"

一、导入案例

李女士,35 岁,因"突然晕厥"到医院检查,CT 示右侧额叶占位。择期开颅肿瘤切除术后至重症监护室监护。现李女士病情平稳转至普通病房。李女士主诉头部轻微胀痛,腋下体温 37.8℃,心率、脉搏及血压正常,意识清楚,但精神萎靡。

李女士颜面部水肿,眼睑肿胀尤其严重。

李女士的妹妹因为不了解情况非常紧张。李女士现在经受了哪些并发症?又将会面临哪些并发症?这些并发症会有哪些临床表现或者先兆?又将如何处理?神经外科患者术后要过不少"关隘",本文介绍神经外科患者术后"通关宝典"。

二、概述

神经外科术后患者,常会经历以下几关:血肿关、水肿关、感染关、并发症关……每一关都可能夺去性命,影响康复。如何帮助患者闯过这夺人性命的四关,对于医护人员、患者及其家属非常重要。

1. 血肿关 术后 24~48 小时是血肿高发期。术中缝合的伤口及创面由于剧烈的咳嗽、用力排便、情绪激动及血压升高,导致颅内压力增高,使得尚未愈合的伤口破裂,或者止血电凝脱落,发生出血,形成颅内血肿(图 2-2)。

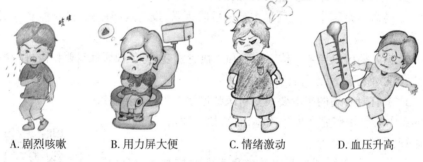

A. 剧烈咳嗽   B. 用力屏大便   C. 情绪激动   D. 血压升高

图 2-2 术中血肿关表现

术后患者表现为不能马上苏醒,或苏醒后意识状态再度恶化,出现神经功能缺失、颅高压等生命体征改变。患者剧烈头痛、呕吐、烦躁不安、肢体无力甚至偏瘫。目前诊断颅内血肿最可靠最快捷的手段是头颅 CT 扫描。虽然血肿危及患者的生命安全,但大部分患者在监护室都能"通关成功"(图 2-3)。

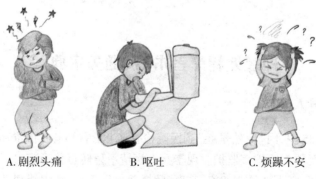

A. 剧烈头痛   B. 呕吐   C. 烦躁不安

图 2-3 术后血肿关表现

2. 水肿关　一般在术后 5 小时出现,48~72 小时达到高峰,维持 5~7 日后逐渐消退。患者表现为头痛,呕吐,颅神经麻痹及肢体麻木,乏力,甚至瘫痪,意识障碍。术后清醒后意识下降,如烦躁、淡漠、反应迟钝、嗜睡甚至昏迷。除以上颅内水肿的临床症状,患者会出现精神萎靡、胃口差,以及颅外水肿的表现,最明显的是颜面部水肿。

3. 感染关　神经外科术后感染,尤其是细菌性脑膜炎,是神经外科手术后严重的并发症和致死原因,有细菌性脑膜炎、切口感染、合并感染。与手术持续时间、留置引流管、术后脑脊液漏、机体营养不良和抵抗力低下等有关。患者表现为持续性、反复性的高热,体温 >38℃腋下。

4. 并发症关　常见并发症有水电解质紊乱、脑脊液漏、脑积水及神经功能障碍等,如肢体活动功能障碍、语言功能障碍、视力视野异常等,表现为肌力减退、理解或语言表达功能异常、视力减退或视野缺损。

三、案例分析

李女士目前处在术后第 1 日,是术后血肿和水肿高发的时间段。术后,由于颅内脑脊液、血液循环减慢,血管内的水分子进入脑组织,使得脑组织肿胀,发生脑水肿,此外还会表现颜面部的水肿,以手术侧水肿较重。李女士现在正经受"水肿关"的考验。颅内水肿导致颅内压力增加,患者会出现头痛、恶心、呕吐等表现,进行性加重会继发脑疝,危及生命。虽然李女士已经回到普通病房,但仍需密切观察。

四、健康教育

1. 看——血肿关　避免诱发因素,如减少不良刺激,避免患者情绪激动;控制血压,保持排便通畅;剧烈咳嗽的患者可遵医嘱镇咳。积极预防血肿发生,如看到患者出现血肿关的症状或体征,立即通知责任护士和医生,及早确认是否发生颅内血肿。

2. 抬——水肿关　快速降低颅内水肿最有效的是合理应用脱水剂(甘露醇等)。还可以抬高床头,研究发现抬高床头 30°~45°,有利于保持颅内静脉回流通畅和良好的脑血供,促进脑脊液、血液循环,有效缓解患者颜面部水肿。在床头标识抬高床头的角度,非常便捷、实用,标本兼治,帮助患者顺利渡过水肿关(图 2-4)。

3. 洗——感染关　术后 3 日内的体温升高多为术后吸收热,若超过 3 日患者持续性体温升高,患者可能出现了术后感染。确诊需要查血常规、脑脊液化验及培养、血培养(寒战或高热时采血)等。当确诊中枢神经系统感染,首先要腰穿持续引流,只有将感染的脑脊液引流出,才能控制感染。其次是物理降温。最后也

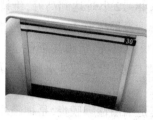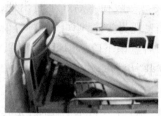

图2-4 抬高床头30°~45°

是最关键的就是手卫生。手是细菌传播的重要途径,洗手是预防感染的重要措施,方便、经济、有效,更是基本要求。

4. 动——并发症关 这时患者往往已经渡过了危险期,重点要关注的是并发症预防及康复。并发症、后遗症很多,患者及家属可能恐惧、焦虑。请记住:

早期运"动":早期运动肢体各关节,可以促进神经功能康复。

神经外科
患者术后
"通关宝典"

记的"动"嘴:高蛋白高膳食纤维的食物是康复不可缺少的,新鲜蔬菜、水果,如香蕉、菠菜、口菇这些含钾的食物也必不可少。

"动"起来,才有力气和疾病抗争,有勇气和并发症抗战到底。

(陈 红)

颈动脉斑块的"前世今生"

一、导入案例

张伯伯,65岁,有长期高血压病史,每年定期体检,今年体检报告显示有颈动脉斑块。张伯伯门诊就诊,医生给予口服他汀类药物,建议生活规律,保持心情愉悦,适量运动,定期复查。

颈动脉斑块是什么?它会带来哪些危害?本文介绍颈动脉斑块的相关知识。

二、概述

1. 定义 颈动脉斑块是颈动脉粥样硬化的表现,好发于颈总动脉分叉处(图2-5)。目前认为与老年人缺血性脑卒中的发生密切相关。其引起缺血性脑卒中的机制可能为:斑块增大致颈动脉管径狭窄引起颅内低灌注及斑块脱落形成栓子,导致颅内动脉栓塞。临床上,通过对颈动脉的狭窄程度及斑块的形态学测定,来对颈动脉斑块进行评价,判断其危害性。

2. 分类 一种是易损性斑块,也就是常说的软斑块;还有一种是非易损性斑块,也就是硬斑块。动脉斑块堵塞血管的程度分四度(图 2-6),正常的血管管壁光滑有弹性,轻度狭窄是指血管的堵塞程度 <50%,中度狭窄为堵塞 50~60%,重度狭窄为堵塞 70~99%,闭塞则是堵塞 100%。

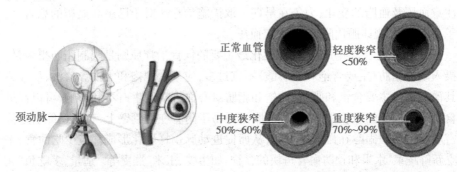

图 2-5 颈动脉斑块　　　　　图 2-6 动脉斑块堵塞血管的程度

3. 临床表现 根据是否产生相关的脑缺血症状,分为有症状性和无症状性两大类。

(1) 有症状性动脉斑块

1)短暂性脑缺血发作(TIA):可表现为一过性单侧肢体感觉、运动障碍、单眼失明或失语等,一般仅持续数分钟,发病后 24 小时内完全恢复,发作过后查体无明确阳性体征,影像学检查无局灶性病变。

2)缺血性脑卒中出现昏迷,查体可有相应神经系统定位体征,影像学检查可见局灶性病变。

(2) 无症状性动脉斑块:许多颈动脉硬化性疾病患者临床上没有任何神经系统症状或仅有一些非特异性表现,如头晕、头痛、晕厥等。

另外,还有一种情况就是斑块脱落,随血液流动堵塞在脑血管内致新发脑梗死。

4. 病因 斑块形成的因素有很多,如年龄 >60 岁、高血压、高血脂、糖尿病、吸烟酗酒、肥胖、冠心病等都会对脑血管造成损害,从而导致动脉血管粥样硬化性病变。

三、案例分析

张伯伯属于高龄患者,研究表明 55 岁以后更容易出现心血管疾病。加之张伯伯长期患有高血压病,且未给予高度重视,故是颈动脉斑块的高危人群。

四、健康教育

合理的预防可降低颈动脉斑块的发病率,预防措施有:

1. 定期检查颈动脉。中老年人以及高危人群建议每日进行颈动脉检查,如颈动脉超声,了解斑块发展情况。

2. 防治高血压高血脂。对于有高血压、冠心病和糖尿病家族史的人,宜及早注意血压及血脂的变化,力争在早期采取措施治疗。对于已患高血压的患者,给予高度重视,规律服用降压药,稳定血压。

3. 合理饮食,预防动脉粥样硬化最主要的饮食治疗原则是限制脂肪摄入量。摄入动物脂肪(主要含饱和脂肪酸)不宜过多,应禁食肥肉和大油。猪油、奶油或其他动物油主要含饱和脂肪,而饱和脂肪对心血管病发生有不利影响,可以促进食物中胆固醇的吸收,并使形成的脂蛋白易于附着在血管壁上,有的还能引起低密度脂蛋白胆固醇在血液中堆积,从而促进动脉粥样硬化形成。应少吃甜食,多吃新鲜蔬菜、水果和预防血管斑块的食物,如生姜、玉米、燕麦等。适量,多吃鱼类、豆类。

4. 合理运动。参加力所能及的体育锻炼和体力活动,可帮助改善血液循环,增强体质和防止肥胖,如散步、太极拳等。

颈动脉斑块的
"前世今生"

5. 戒除不良的生活习惯。如果吸烟,首先要戒烟,无论是过去还是现在吸烟都增加动脉硬化斑块形成的风险,戒烟后这个风险会逐渐下降。戒酒或限制饮酒,如果体重或腹围超标,要减轻体重和减小腹围。

6. 平衡心态,劳逸结合,注意调节压力,预防各种疾病,避免精神紧张、烦恼焦虑,生活要有规律,学会经常用脑,又要避免用脑过度。保持积极乐观的心态快乐健康的过好每一日。

(刘秀杰)

预防足下垂,从早做起

 一、导入案例

李女士,52岁,因"突发神志不清2小时"入院,经CT检查被确诊为左侧基底节脑出血,急诊在全麻下行开颅脑血肿清除术。术后患者神志模糊,生命体征平稳,但存在右下肢瘫痪。李女士的女儿很担忧李女士因瘫痪愈后不能自如行走,无法回归正常的社会生活。其实偏瘫伴发的足下垂才是患者足部功能异常的主要原因。只要早期预防,是可以有效避免的。

为什么脑卒中患者容易伴发足下垂?如何来预防?本文介绍足下垂及预防。

二、概述

1. 定义　足下垂又称足尖,是指足背屈以及内、外翻不能或严重受限,而固定于跖屈、内翻位(图 2-7),行走时足尖着地,严重影响患者的站立和行走功能。

2. 病因　腓骨小头处腓神经单神经病变是引起足下垂最常见的原因,但神经系统其他病变,如坐骨神经、腰骶神经丛或根、前角细胞、脊髓、脑干、大脑、肌肉病变,以及骨关节屈曲畸形等,均可引起足下垂的发生。

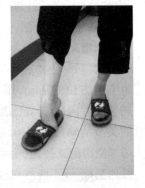

图 2-7　足下垂

三、案例分析

像李女士这样,意识障碍,伴有右下肢偏瘫,不能有效地自主活动,久而久之足部就会逐渐僵硬起来,加之支配其运动的神经和肌肉的失能、挛缩,最终就会出现足尖向下并内翻的畸形状态,足下垂就发生了。再如神经外科重症患者,长时间处于昏迷状态,肢体不能自主活动,长期废用,都很容易发生足下垂。如何避免足下垂的发生、发展,早期预防最为关键。李女士的女儿这般重视,如能积极配合护士及早实行各项预防措施,相信李女士一定会有一个良好的愈后。

四、健康教育

合理的预防可降低神经外科病患足下垂的发生,预防措施主要有以下四方面内容:

1. 要保持足部的功能位　平卧时让足底垂直于床面,踝关节成 90°的直角(图 2-8)。不论是在卧床、坐轮椅或日后的步态训练时都要十分注意,可以借助棉垫、支具等工具。支具佩戴时一定要放置到位,松紧适宜,脚的内、外踝及足跟骨突明显处可用棉质衬垫保护,防止局部长期受压形成皮肤压力性损伤。最后打开支具

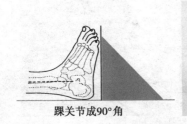

踝关节成90°角

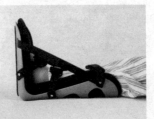

图 2-8　足部的功能位

底部的支架,或者在腿外侧放一软枕做支撑,防止腿部的外旋,以更好地维持功能位。支具要求是每日佩戴 16 个小时以上,每 2 小时左右要松解一次,注意观察局部皮肤的情况。

2. 做肌肉的按摩和关节的功能锻炼 疾病早期的 1~2 周,肌肉张力较低,要用揉搓,挤捏等刺激一些的按摩方式。当肌肉的张力逐渐增高时,就需要用轻拍的、抚触的安抚性的按摩方式,同时还要进行足底的按摩(图 2-9)。踝关节也要全方位的活动,用手掌握住患者的脚掌,做背屈、趾屈、内翻、外翻,顺指针、逆时针旋转的全方位的关节活动(图 2-10)。为了保证关节的联动作用,增加肌肉的支持力,为患者更好、更快的行走打下良好的基础,还不能忽视膝关节和髋关节的活动,可以用一只手托起患者的小腿,另一只手的掌心握住足跟,前臂抵住脚掌,做屈曲和拉升的运动,同时还有外展和内收的运动(图 2-11)。以上的按摩与运动都要注意力

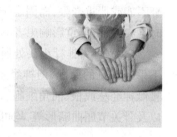

图 2-9 肌肉的按摩

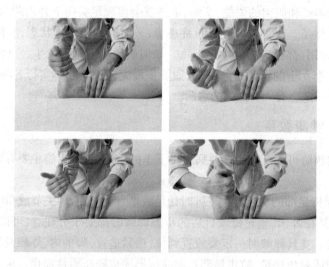

图 2-10 踝关节的运动

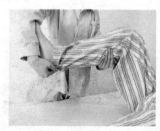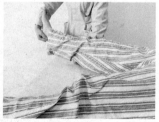

图 2-11 膝关节及髋关节的运动

度适宜,循序渐进,每日早、中、晚各一次,每次共 30 分钟。

3. 尽早专业康复治疗　患者病情稳定后,及早进行康复治疗,如针灸、生物电刺激、站床的作业治疗。

4. 注意足部的保暖,促进局部血液循环。平时还要注意不要把衣服、枕头等杂物压在患者的脚背上,以免增加外部的压力。

预防足下垂,从早做起。相信通过我们的携手努力,一定会让患者远离足下垂的发生。

预防足下垂要诀

1 个 9 要牢记,脚踝 90°,支具来帮您;

2 个 3 记心里,按摩加运动,3 次 30 分钟;

2 点注意别忘记,足部保暖防外压,康复治疗宜早行。

预防足下垂,
从早做起

（杨玉玲）

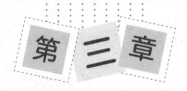

第三章

血管外科疾病健康教育

沉默的血栓

一、导入案例

张女士,24岁,自述平时体健,于某日清晨健身后扭伤脚,去医院就诊。医生诊断为韧带拉伤,建议尽量减少下肢运动,以免加重病情。张女士遂在家平卧修养数日,很少下床活动。复查前,张女士发现自己双下肢肿胀,皮肤颜色发红,皮温也高,但未予重视。未过几日,张女士在独自在家,突发呼吸苦难,胸痛,被送往医院,为时已晚,不幸离开人世。

吴先生,50岁,回老家路上坐了15个小时火车,因车上人比较多,除去卫生间之余很少在车内走动,同时也为了避免去卫生间,吴先生尽可能少饮水。下车后,吴先生突然出现左腿麻木,肿胀,没走两步就出现胸痛,呼吸困难。周围人员看到后立即拨打急救电话,吴先生被送往医院急救。经医生检查诊断后,吴先生积极配合治疗,几日便康复出院。

张女士和吴先生为什么会有如此遭遇,到底是何种疾病如此可怕?原来是静脉血栓栓塞症对他们的健康构成了伤害。静脉血栓栓塞症如何导致呼吸困难,胸痛这些症状又如何会对他们的生命产生了威胁?我们该如何去应对?本文介绍静脉血栓栓塞症。

二、概述

1. 定义 静脉血栓栓塞症(venous thromboembolism,VTE)是指血液在静脉内不正常的凝结,使血管完全或不完全阻塞,导致静脉回流障碍。举例说明:如果把血栓比作河流里的硬泥块,泥块顺流而下嵌在哪里就停在哪里。如果是小泥块,不会对水流有显著影响;如果是大泥块就会阻塞水流,一旦出现阻塞,后面的泥块就会接踵而至,直到水流堵死。

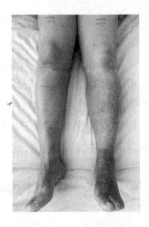

2. 分类　静脉血栓栓塞症分为下肢深静脉血栓(图3-1)和肺栓塞。本病长急性发作,以下肢深静脉血栓最常见。血栓堵在了深静脉,即深静脉血栓(深静脉位于皮肤深层或肌肉间,肉眼不可见);血栓堵在了肺动脉,即肺栓塞。

3. 临床表现　深静脉血栓多发生于双下肢。若患

图 3-1　下肢深静脉血栓

者患有深静脉血栓,肢体一侧会出现增粗、肿胀、疼痛、皮温高,活动后症状加重,患肢皮肤颜色可正常或呈紫红色,有时伴有发热,心率加快等症状。如有以上症状,应尽快就医。

肺栓塞的栓子多来自下肢深静脉血栓的脱落,若是小栓子,则不会有明显症状;若为是大栓子就会导致肺组织缺血,肺泡气体交换受阻,则会表现为呼吸困难、胸闷、胸痛、晕厥、咯血、心率加快等症状,甚至导致猝死。

4. 病因　造成血栓形成的三个因素分别是血液高凝状态、血液淤滞、血管内皮受损。这三个因素构成危险三角。血液高凝状态相关因素包括手术、外伤、输血等;血液瘀滞相关因素包括瘫痪、手术麻醉、长期卧床、术中使用止血带等;血管内皮受损相关因素包括化学性损伤、机械性损伤、感染性损伤等。

三、案例分析

张女士因运动后扭伤脚,一直卧床休息,很少下床活动,出现下肢变红肿胀,皮温高等症状,实则是患上下肢深静脉血栓,张女士面对出现的症状未予重视,故当血栓栓子脱落到肺动脉后导致肺栓塞,出现呼吸困难,胸痛,而家中无人,最终导致抢救不及时,不幸死亡。据研究表明,肺栓塞的死亡率已高达70%。若张女士在出现下肢静脉血栓的症状时能够及时就医,科学诊断,积极配合医疗,或许结局就会不同。

吴先生乘坐15个小时火车,车上很少走动,坐着时间较长,下肢患上了深静脉血栓。吴先生下车活动后,栓子脱落到肺动脉,造成肺栓塞,出现胸闷、胸痛症状,被送往医院治疗后康复。但若吴先生知晓久坐久站及进水少的危害,适量增加现有空间活动并合理饮水,出现深静脉血栓的概率会大大降低。

四、健康教育

合理的预防可降低静脉血栓的发生率,预防措施有以下三方面内容:

1. 建立良好的生活方式,多吃新鲜蔬菜和水果,戒烟,多饮水。这样有利于血

液被稀释,血液浓度降低,可明显降低静脉血栓的发生率。

2. 合理运动。对于长期卧床、活动不方便的人群,可以适当做踝泵运动(勾起脚尖,保持 3 秒,绷直脚背,用力向下踩,保持 3 秒),每日做 15 次左右,促进血液循环。对于长期久站的工作人员,则可以踮起脚尖,转动脚踝,这个动作可以明显改善足部水肿。对于长期久坐的公司白领人群,则可以抬高双腿,与座椅平行,坚持 5 秒;也可以坐在椅子上做左右的开合运动(图 3-2)。

防栓宝典

沉默杀手是血栓,
防微杜渐记心间,
合理饮食和锻炼,
健康幸福每一日。

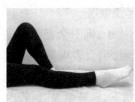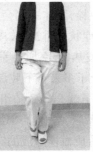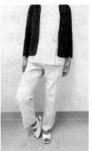

A. 踝泵运动　　　　　　　　　　　B. 踮起脚尖,转动脚踝

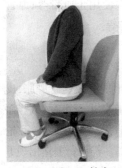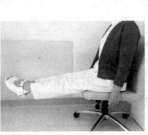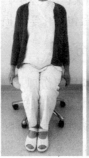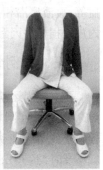

C. 抬高双腿,与座椅平行　　　　　　　D. 开合运动

图 3-2　合理运动

沉默的血栓

同时,也可穿着合适大小的防血栓弹力袜。如若已是高危人群,则应尽早到医院找医生诊断并积极治疗。

3. 如若诊断为 VTE,也不用过度紧张,在医生的帮助下可以采取积极的抗凝治疗和溶栓治疗。如果病情比较严重则应采取手术治疗。

(王　茁)

呵护你的"蚯蚓腿"

一、导入案例

王女士,60岁,20年前发现左下肢静脉迂曲,因无明显不适,未予以特殊处理。现自诉下肢酸、沉、肿胀、易疲劳、乏力,行走或平卧后可缓解;左下肢静脉隆起、扩张,迂曲成团块状;左下肢踝部出现轻微水肿,休息一夜后即消退。王女士因患肢足靴区出现瘙痒、脱屑以及色素沉着等不适,入院予以相关检查,被诊断为下肢静脉曲张,行手术治疗后,痊愈出院。

张先生,72岁,既往糖尿病史20余年,血糖控制良好,于30余年前发现下肢静脉迂曲,因无明显不适,未予以特殊处理。现自诉下肢疼痛、酸、沉、肿胀、易疲劳、乏力,因下肢足靴区破溃,跛行行走;右下肢静脉隆起、扩张,静脉迂曲成团块状;下肢小腿至足背出现轻微水肿。张先生1年前右侧脚踝内侧出现破溃,并伴有瘙痒、脱屑等不适,1日前患者沐浴时,脚踝处破溃出现严重出血,出血呈喷射状,并出现短时间晕厥,急入院。予以局部按压止血、对症处理,被诊断为下肢静脉曲张破溃出血,经手术治疗后,痊愈出院。

二、概述

1. 定义　静脉曲张是永久失去瓣膜功能的静脉,在长期压力作用下,曲张静脉持续扩张、延长、迂曲、增厚并呈囊状改变。如我们的下肢静脉内有静脉瓣6~12对,这些瓣膜像门一样,单向开放,保证血液向一个方向流动,避免血液逆流。当血管里的这扇门出现问题,如关闭不全的时候,部分血液就会从关闭不全的瓣膜缝隙中逆流至静脉血管内,淤积的血液越来越多,静脉管壁就会像气球一样,越撑越大,管壁也越来越薄,这样下肢就会出现迂曲、扩张的静脉,形成静脉曲张。

2. 分类　静脉曲张可分为原发性与继发性两大类,前者仅存在浅静脉病变,不伴有深静脉病变和其他先天性畸形疾病;后者的浅静脉曲张为深静脉疾病继发所致。

3. 临床表现　单纯性下肢静脉曲张患者早期多无局部症状,逐渐发展可出现以下临床表现(图3-3)。

(1)患者常感酸、沉、易疲劳、乏力,静息站立时发生,行走或平卧后迅速消失,几乎所有静脉曲张的患者都有站立时酸胀行走时缓解的病史。感觉敏锐的患者,

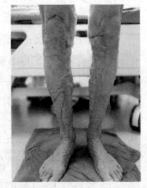

图3-3　下肢静脉曲张

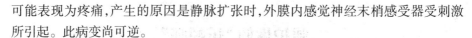

可能表现为疼痛,产生的原因是静脉扩张时,外膜内感觉神经末梢感受器受刺激所引起。此病变尚可逆。

（2）患肢浅静脉隆起、扩张,甚至迂曲或成团块状,站立时更明显。

（3）肿胀。在踝部、足背可出现轻微的水肿,严重者小腿下段也可有轻微水肿,一般休息一夜后即消退。

（4）并发症:单纯性静脉曲张早期临床表现以症状为主,后期则以静脉曲张和因此引起的并发症为主。

皮肤的营养变化:疾病晚期,可出现局部麻木感、针刺感、蚁走感、瘙痒感及感觉减退,皮肤变薄、脱屑、色素沉着、湿疹性皮炎、脂质硬皮病、白色萎缩。因瘙痒患者会搔抓局部,可继发感染,形成静脉性溃疡。

血栓性浅静脉炎:曲张静脉处疼痛,呈现红肿硬结条索状物,有压痛。

出血:由于外伤或曲张静脉及小静脉自发性破裂,引起急性出血。

4. 病因　静脉壁薄弱、静脉瓣膜缺陷以及浅静脉压力升高是引起浅静脉曲张的主要原因。静脉壁薄弱与遗传因素有关,薄弱的静脉壁在静脉压作用下扩张,导致原有的瓣膜无法紧密闭合,发生瓣膜功能相对不全,血液倒流,引起静脉曲张。静脉内压力持久升高,静脉血本身由于重力作用,对瓣膜产生一定压力,直立静息时下肢远端压力最高,正常情况下对其不会造成损害,但当静脉内压力持续升高时,瓣膜会承受过重的压力,逐渐松弛脱垂,使之关闭不全。此病与遗传、年龄、性别有关,父母均患病者,子女90%患病,多数患者随年龄增大,静脉壁及瓣膜逐渐失去张力,症状加重。男女发病比为1∶3,女性由于激素等原因发病率高于男性。

三、案例分析

王女士在静脉曲张早期,因无明显症状未进行处理,患者在未出现明显症状的时候,除考虑手术治疗外,还可以选择注射泡沫硬化剂微创治疗,采用穿弹力袜等措施,延缓疾病的进展,缓解不适症状。

张先生病程长,在出现明显并发症时,也未予以积极治疗,最终导致下肢严重的破溃并伴有严重的出血,延长了治疗时间,增加了治疗难度及费用,患者应该在早期未出现明显症状及并发症时就积极采取治疗,除手术治疗外,还可以选择注射硬化剂微创治疗,采用穿着弹力袜等措施,延缓疾病的进展,缓解不适症状。

四、健康教育

我们通过"知信行"的模式开展健康教育(图3-4)。

1. 发挥小腿肌泵的作用　这个动作非常简单,如果能够标准的完成,能够有效地达到促进下肢静脉回流的目的。通过小腿肌肉的收缩舒张挤压静脉血管,以

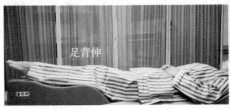
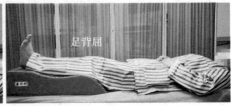

A. 足背屈伸运动

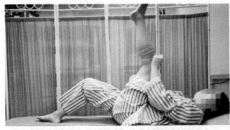
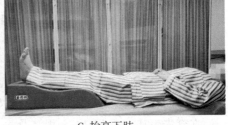

B. 穿弹力袜　　　　　　　　　　　　C. 抬高下肢

图 3-4　预防下肢静脉曲张

达到促进下肢静脉血液回流的目的。

2. 穿弹力袜　人们很早就发现静脉溃疡和下肢水肿随久站而加重,"旧约全书"中曾提到压迫疗法,当时的步兵通过紧紧缠住双腿,以减轻因长时间站立而导致的腿部不适。现已证明这些理论的正确性和治疗方法的有效性,并衍生出当今的弹力袜治疗。目前弹力袜应用广泛,它的设计是使踝部施加压力最大,压力向近侧逐渐降低,在腓肠肌中段压力减为最大值的 70%~90%,在股部减为最大压力的 20%~45%,压力通过弹力袜传递,可有效缓解静脉高压,促进静脉回流,改善局部新陈代谢,已达到促进血液回流及防治反流的目的。选择弹力袜要进行严格的测量,将下肢分为六段,结合所测得数据选择合适的弹力袜。

弹力袜的正确穿着方法:首先拿到弹力袜,套在脚上,将弹力袜反折,抬高下肢,使下肢的静脉血液回流,保持下肢抬高,将弹力袜一层层拉伸穿着于下肢。

呵护你的
"蚯蚓腿"

3. 体位　抬高下肢充分休息,在我们平卧或者坐位的时候,可以选择抬高下肢 20°~30° 以促进静脉血液的回流,这样可以有效的预防下肢静脉曲张的发生。

4. 肥胖者应该减重,过重的负荷会使下肢静脉压升高,使静脉曲张加重。

（赖婧玥）

动静相宜,血栓远离

一、导入案例

李先生,21岁,在校大学生,踢足球过程中受伤导致踝关节骨折,行石膏固定术后在家卧床休息;术后第5日出现右下肢肿胀、疼痛,未予以重视;术后第6日床上用力大便时突发咳嗽、胸痛,呼吸困难,被诊断为肺栓塞,经积极治疗后仍抢救无效死亡。

王女士,32岁,孕12周,既往有心脏起搏器植入术史。洗澡时突然发现右上肢明显肿胀,按压时伴有疼痛。左上肢无肿胀、疼痛。家属立即将其送往医院,彩超检查诊断右上肢深静脉血栓形成。王女士积极配合治疗,康复出院。

在李先生和王女士的案例里涉及两个名词,即深静脉血栓形成和肺栓塞。无处不在的血栓为我们的健康敲响了警钟。本文主要介绍深静脉血栓形成的危害及预防措施。

二、概述

1. 定义 深静脉血栓形成(deep venous thrombosis,DVT)是指血液在深静脉腔内不正常凝结,堵塞静脉腔,导致静脉回流障碍。血栓脱落可引起肺栓塞(pulmonary embolism,PE)。DVT与PE统称为静脉血栓栓塞症(venous thromboembolism,VTE),是同种疾病在不同阶段的表现形式。

2. 临床表现 深静脉血栓常发生于下肢,左下肢多于右下肢。表现为一侧肢体突发肿胀、疼痛,皮温升高,活动后症状加重,患肢皮肤颜色可正常或发红甚至青紫(图3-5)。如有以上症状,应尽快就医。

深静脉血栓如脱落进入肺动脉,可引起肺栓塞。小的局限性肺栓塞,不会有明显症状;大块肺栓塞会因为气体交换受阻,表现为呼吸困难、胸痛、咯血、低血压等症状,甚至猝死。

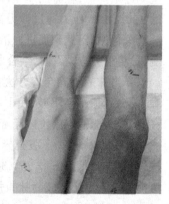

图3-5 下肢深静脉血栓形成

3. 病因 血栓形成的三个因素分别是血液高凝状态、血流缓慢、静脉壁损伤。三个因素中,单一因素较少致病,常常是2个或3个因素的综合作用导致深静脉血栓形成。血液高凝状态相关因素包括肿瘤、产后或术后、妊娠、长期服用避孕药等;血流缓慢相关因素包括久坐不动、长期卧床、肢体制动等;静脉壁损伤相关因素包括化学性损伤、机械性损伤、感染性损伤等。

三、案例分析

李先生运动受伤导致骨折,手术后一直卧床休息,出现下肢肿胀、疼痛等症状,卧床休息使血液瘀滞,术后导致血液高凝状态,此时下肢深静脉血栓已经找上门来。李先生用力大便,血栓脱落,从而导致肺栓塞,出现胸痛,胸闷,呼吸困难,不幸死亡。但若李先生知道深静脉血栓形成的危险因素,主动预防,并在发生下肢肿胀、疼痛时及时识别,意识肺栓塞发生的可能性,也许悲剧就不会发生。

王女士处于妊娠期,并有心脏起搏器植入术史,易受深静脉血栓的青睐,发生了上肢深静脉血栓。据研究表明,上肢深静脉血栓仅占静脉血栓的4%~10%。虽然上肢深静脉血栓发病率低,但若发现一侧上肢突发不明原因的肿胀,也应警惕深静脉血栓的发生,认识深静脉血栓的严重危害,予以重视,及时就医,积极治疗,深静脉血栓带来的危害就会大大降低。

四、健康教育

深静脉血栓就好像潜伏在血管里的"炸弹",一开始它可能因为没有症状或者症状轻微而被忽视,只是被简单地当成腿疼、腿胀,一旦"引爆"这颗炸弹,导致肺栓塞,后果更是不堪设想。因此,以下几点尤为重要:

1. 一旦发现肢体尤其是单侧肢体发生不明原因肿胀或突发胸闷胸痛,应立即到医院就诊。

2. 若确诊为深静脉血栓,应卧床休息,禁止热敷、按摩下肢,积极配合医生的抗凝溶栓或手术治疗。

3. 深静脉血栓的预防不应心存侥幸,而应主动出击(图3-6)。

血栓预防第一步,健康饮食是基础。要多喝水,多吃新鲜蔬菜水果,少吃脂肪含量高的食物,降低血液黏滞度,同时应戒烟戒酒。

血栓预防第二步,正确穿戴弹力袜。通过从踝部到大腿循序渐进的压力,可促进下肢血液的回流。

血栓预防第三步,运动必不可少。通过踝关节的主动伸缩运动促进下肢血液回流更为有效,也就是下肢深静脉血栓预防保健操。踝关节屈伸运动,双腿自然放松,最大限度做趾屈运动(勾脚尖),然后从最大趾屈到背伸运动(伸脚尖)。踝关节旋转运动,以踝关节为中心,脚趾做360°环绕。运动时间为每日6~8次,每次5~10分钟。简单易学的下肢深静脉血栓预防保健操让

抗栓宝典

血栓来无影,作祟不停息;
腿肿莫大意,不被表象欺;
危害要知悉,赶快把病医;
预防大于治,饮食需注意;
动静两相宜,血栓即远离。

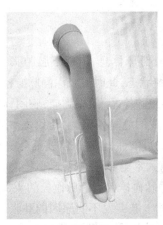
A. 弹力袜

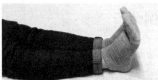
B. 踝关节趾屈运动

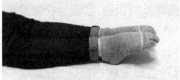
C. 踝关节背伸运动

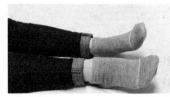
D. 踝关节旋转运动

图 3-6　血栓预防

动静相宜，
血栓远离

您多些运动，多些健康。

　　关注血栓，就是关爱生命，只有动静相宜，血栓才会远离。正确认识，主动预防，让我们行动起来，携手抗栓，让血栓无处藏身。

（尹　婷）

远离下肢静脉曲张

一、导入案例

　　张先生，43 岁，从事餐饮业 10 余年，6 年前发现双下肢血管迂曲扩张，以右侧较重，不伴有其他特殊不适，未予重视，亦未接受任何治疗。随时间延长，张先生双下肢血管迂曲逐渐加重，并伴有双下肢色素沉着及右脚踝处溃疡 2 个月，无法正常行走。

何女士,28岁,怀孕期间发现双下肢血管扭曲扩张,未予处理。产后,何女士体重较产前增加20kg,未进行减重,产后7个月时,双下肢血管扩张加重,一直延伸到脚踝处,小腿酸痛无力,走20~30m就需要休息。

下肢静脉曲张影响到了张先生和何女士的正常生活,本文介绍肢静脉曲张及其预防。

二、概述

1. 定义　下肢静脉曲张(varicosity of lower extremity)是指下肢静脉伸长、迂曲而呈曲张状态。我们人的静脉每隔一段就有一个阀门,这个阀门叫做静脉瓣,这是一个可以开关的单向瓣膜,正常情况下血液往上流,不会倒流,静脉瓣会把这部分血流拦住,当静脉瓣膜受损时,瓣膜关闭不全,血流就会倒流回去,人体静脉越往下瓣膜越多,瓣膜帮助血液回流,阻止血液逆流,由于下肢压力过高或瓣膜功能不全,就会导致下肢静脉迂曲扩张(图3-7)。

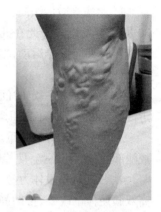

图 3-7　下肢静脉伸长、迂曲而呈曲张状态

2. 易发人群　由于遗传因素,长期站立,长时间坐着不动,走路时间过长,肥胖,年老体弱者都是易发人群。孕妇也是易发人群之一,因为怀孕以后腹腔压力高,血液回流慢,导致静脉压力增高。

3. 临床表现　单纯性下肢静脉曲张主要表现为下肢浅静脉曲张、蜿蜒扩张迂曲。早期仅在长时间站立后感小腿肿胀不适,至后期深静脉和交通静脉瓣膜功能破坏后,可出现踝部轻度肿胀和足靴区皮肤营养不良等变化,包括皮肤萎缩、脱屑、瘙痒、色素沉着、皮肤和皮下组织硬结、湿疹和溃疡形成。

三、案例分析

张先生从事餐饮业,工作时经常连续站立行走,中间很少休息,静脉血流淤滞于下肢,造成静脉压力升高,出现双下肢血管迂曲伸长,呈曲张状态,患上下肢静脉曲张。张先生面对出现的症状未予重视,时间长后右足踝发生了皮肤退行性病变,破溃后引起经久不愈的溃疡,并继发感染。若张先生在出现下肢静脉曲张早期症状时能够及时就医,在未发生并发症之前积极配合医疗,而不是拖延治疗,就不会发生不可逆损害。

何女士怀孕期间,腹压增大,静脉瓣承受过度压力而逐渐松弛、正常关闭功能受到破坏,发生下肢静脉曲张。何女士在产后体重增加过多而未进行减重,静脉瓣承受的压力未得到缓解,反而持续造成下肢静脉高压状态,使静脉曲张加重。

但若何女士知晓肥胖对下肢血管的危害,适量进行减重,下肢静脉血管得到恢复的概率会大大提高。

 四、健康教育

合理的预防可降低下肢静脉曲张发病率,减轻患者痛苦,预防措施有以下几个方面内容:

> **防曲张宝典**
>
> 静脉曲张不可逆,做好预防最重要;
> 久坐久站应避免,戒烟减肥勤锻炼;
> 出门莫穿恨天高,别用烫水来泡脚;
> 晨起穿上弹力袜,休息时间脚抬高。

1. 此病有遗传倾向,一般在30岁左右发病。因此在儿童和青少年时期应勤于运动,增强体质,有助于防治。

2. 每日坚持一定时间的行走。行走可以发挥小腿肌肉的"肌泵"作用,防止血液倒流的压力。

3. 肥胖的人应该减重。肥胖虽不是直接原因,但过重的分量压在腿上可能造成腿部静脉回流不畅,使静脉扩张加重。

4. 长期从事重体力劳动和长期站立工作的人,最好穿弹力袜并抬高腿部。抬高双腿使体位改变,帮助静脉血液回流。弹力袜又叫梯度压力弹力袜,和普通袜子的区别就在于它的压力比普通袜子大很多,而且不同的位置压力也不同,脚踝处压力最高,往上逐渐降低。弹力袜要选择弹性较高的袜子(医用),在每日早上下床之前,将双腿举高慢慢套入,因为这个时候我们的下肢静脉处于一个最佳功能状态,肿胀还没有发生。

5. 戒烟。因吸烟能使血液黏滞度改变,血液变黏稠,易淤积在下肢。口服避孕药也有类似作用,应尽量少服用。

6. 妇女经期和孕期等特殊时期要给腿部一些特殊关照。多休息,要经常按摩腿部,帮助血液循环,避免静脉曲张。

远离下肢
静脉曲张

7. 静脉曲张是一个不可逆性疾病,一定要早发现早治疗。及时到正规医院治疗,不要相信偏方。若不积极治疗会加重病情。①轻度:可以穿弹力袜,改变生活习惯,预防进一步发展,或者辅助药物治疗。②重度:严重的影响美观或引起水肿就要手术治疗,手术方法包括大隐静脉高位结扎剥脱术,大隐静脉激光腔内治疗结合硬化剂注射等。

(丁敏辉)

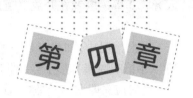

第四章

胸外科疾病健康教育

异物卡喉时请用"生命的拥抱"

一、导入案例

王奶奶,72岁,因进食时说笑,致大块食物卡在喉部,剧烈咳嗽,咳嗽停止时出现喘息声,面色发绀。家属不知所措,用力拍打奶奶背部未能将食物拍出。等救护车来时,王奶奶已窒息。

一位小男孩,4岁,在家吃苹果时,将3块豆粒大小的苹果卡在气管里,男孩不能说话和咳嗽,痛苦表情并用手掐住自己的颈部。送医后抢救无效死亡,家属痛不欲生。

王奶奶和小男孩都发生了气道异物梗阻,如不紧急处理,往往危及生命。我们该如何去应对? 本文介绍简便有效的抢救食物、异物卡喉所致窒息的急救方法——海姆立克急救手法。

二、概述

1. 定义　海姆立克急救手法(Heimlich maneuver 手法)是通过给膈肌下软组织以突然向上的压力,驱使肺内残留的空气形成气流快速进入气管,去除堵在气管内的食物或异物(图 4-1)。

2. 气道异物梗阻征象　异物阻塞呼吸道的判断:①气道部分阻塞者,患者能用力咳嗽,但咳嗽停止时出现喘息声。气道完全阻塞者,患者不能说话和咳嗽,出

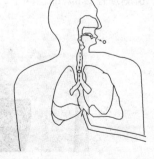

图 4-1　海姆立克急救手法示例

现痛苦表情并用手掐住自己的颈部。②目睹异物被吸入者。③昏迷患者在开放气道后,仍无法进行有效通气者。

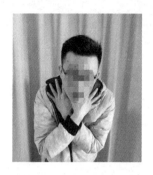

图 4-2　Heimlich 征象

以上情况中,如患者出现特有的"窒息痛苦样表情"(手掐咽喉部 V 形手势),即 Heimlich 征象(图 4-2)。

此时应立即询问,"你卡着了吗?"如患者点头表示肯定,即可确定发生了呼吸道异物阻塞。如无以上表情,但观察到患者具有不能说话或呼吸,面色、口唇青紫,失去知觉等征象,亦可判断为呼吸道异物阻塞,应立即施行海姆立克急救手法施救。

三、案例分析

王奶奶,因进食时说笑,导致大块食物卡在喉部,剧烈咳嗽,咳嗽停止时出现喘息声,面色发绀,这是典型的气道部分阻塞。小男孩将 3 块豆粒大小的苹果卡在气管里,孩子不能说话和咳嗽,痛苦表情并用手掐住自己的颈部,这时典型的气道完全阻塞。意外一旦发生,几乎没有入院急救的机会,若身边的人或自己能及时用海姆立克急救法进行现场急救,或许悲剧就不会发生了。

四、健康教育

（一）气道异物梗阻的处理

1. 腹部冲击法（Heimlich 手法）　用于神志清楚的患者,此方法也适用于 1 岁以上的儿童。施救者站于患者身后,用双臂环抱其腰部,一手握拳,以拇指侧紧顶住患者腹部,位于剑突与脐的腹中线部位(肚脐上两横指处),另一手紧握该拳,用力快速向内、向上冲击腹部,反复冲击直至异物排出(图 4-3)。

2. 自行腹部冲击法　此为患者本人的自救方法,让患者一手握拳,用拳头拇指侧顶住腹部,部位同上,另一手紧握该拳,快速、用力向内、向上冲击腹部。如果

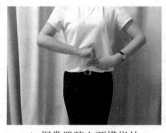

A.握拳置脐上两横指处

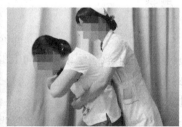

B.向内向上用力

图 4-3　腹部冲击法

不成功,患者应迅速将上腹部倾压于椅背、桌沿、护栏或其他硬物上,然后用力冲击腹部,重复动作,直至异物排出(图4-4)。

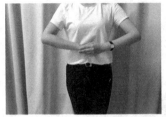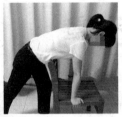

图4-4 自行腹部冲击法

3. 胸部冲击法 当患者是妊娠末期或过度肥胖时,施救者无法用双臂环抱患者腰部,可使用胸部冲击法代替海姆立克急救手法。施救者站在患者身后,上肢放于患者腋下,将患者胸部环抱。一只拳的拇指侧在胸骨中线,避开剑突和肋骨下缘,另一只手握住拳头,向后冲击,直至把异物排出(图4-5)。

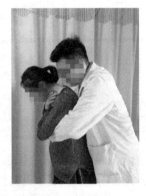

图4-5 胸部冲击法

4. 对意识丧失者的施救方法 施救者应立即开始CPR,按30:2的按压/通气比例操作,如通气时患者胸部无起伏,重新摆放头部位置,注意开放气道,再次尝试通气。每次打开气道进行通气时,观察喉咙后面是否有堵塞物存在,如果发现易于移除的异物,小心移除。如异物清除困难,通气仍未见胸廓起伏,应考虑采取进一步的抢救措施开通气道。

(二) 气道异物梗阻的预防

1. 进食时要避免嬉笑、哭闹、跑跳。

2. 一些小颗粒的食品,如圆形的糖果、花生米、小坚果等,要放在儿童拿不到的地方。

气道异物梗阻口诀
发生气道异物梗阻请记住,
一拳、两指、向内向上,
同时拨打120。

异物卡喉时请用
"生命的拥抱"

(张 炯)

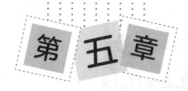

第五章

心脏外科疾病健康教育

"大个子"的烦恼

一、导入案例

陆某,马方综合征患者,男,身高 2m,因弹跳力惊人,曾担任中国男排国家队主力。陆某原不知道自己是马方综合征患者,直到在一次比赛中由于情绪激动,血压急剧上升,主动脉瘤不断扩张,出现间断胸闷、气促等症状,导致陆某在比赛中出现短暂晕厥,被对手的球击中头部。负伤后陆某在某三甲医院做了胸主动脉 CT 检查才得知自己患有此病。但令人遗憾的是,陆某未予重视,继续参加各种比赛,半年后在一次比赛中由于剧烈运动,血压急剧上升,主动脉瘤破裂,大出血,导致不幸死亡,年仅 38 岁。

张某,马方综合征患者,女,30 岁,身高 1.78m,身材纤细,因其特殊骨感美受到某艺术家欣赏,成为某省著名模特,引领骨干风潮,风靡一时。张某原不知道自己是马方综合征患者,直到 1 个月前在一次商业演出活动中由于情绪紧张,血压急剧上升,主动脉瘤不断扩张,出现间断胸闷,并伴有轻微胸痛症状,稍做剧烈活动后出现气促、头晕等症状,就诊于当地某三甲医院,被确诊为马方综合征。张某在得知自己的疾病后能够重视自身健康,认真学习疾病相关知识,积极配合医生,经过及时手术治疗,于 1 周后康复出院。

马方综合征为何会导致胸闷、胸痛、气促、头晕这些症状,又如何会对患者的生命产生了威胁? 我们该如何去应对? 接下来我们就来了解马方综合征。

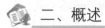

二、概述

1. 定义　马方综合征（Marfan syndrome）是一种遗传性结缔组织疾病，为常染色体显性遗传性。理论上来讲，患者的致病基因有 50% 的可能性遗传给下一代，家族积聚比较明显。约 2 万人中会出现 1 例，若未治疗，平均寿命不超过 32 岁。

2. 临床表现　马方综合征患者四肢细长，类似于蜘蛛指（趾），双臂平伸指距大于身长，双手下垂过膝，上半身比下半身长。长头畸形、面窄、高腭弓、耳大且低位。皮下脂肪少，肌肉不发达，胸、腹、臂皮肤皱纹。韧带、肌腱及关节囊伸长、松弛，关节过度伸展。有时见漏斗胸、鸡胸、脊柱后凸及侧凸、脊椎裂等。此外，该病同时可能影响其他器官，晶状体脱位或半脱位、高度近视、白内障、视网膜剥离、虹膜震颤等。男性患病多于女性。对患者有致命威胁的合并症是心血管系统异常，特别是合并的主动脉瘤，应早期发现，早期治疗（图 5-1）。

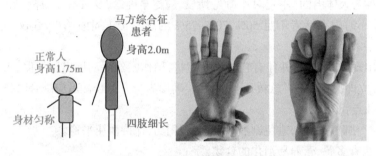

图 5-1　马方综合征临床表现

3. 诊断　马方综合征根据临床表现骨骼、眼、心血管改变三主征和家族史即可诊断。临床上分为两型：三主征俱全者称完全型，仅两项者称不完全型。诊断此病的最简单手段是超声心动图，有怀疑者均可行此检查，进一步确诊则需要通过 MRI（磁共振成像）。

4. 病因　马方综合征患者家族的连锁基因定位显示本病为常染色体显性遗传，从患者尿中羟脯氨酸排泄量增多证明本病为弹力纤维缺损，亦即胶原代谢异常。结缔组织纤维是机体组织结构中的重要组成成分，当发生异常时，会影响全身的脏器，尤以骨骼和心血管系统更为显著。

三、案例分析

陆某和张某都是马方综合征患者，这是一种致病基因有 50% 的可能性遗传给下一代的先天性遗传疾病，他们在人群中突出的大个子，特殊的骨骼形态，异于常人的弹跳力等都是明显的典型的临床体征，但由于对该疾病的相关知识匮乏，两人都是直到疾病相关症状出现才知道自身患病情况。若两人在发病前就知道自已患有马方综合征,也许就不会选择参与剧烈运动,导致情绪激动,也不会从事易致血压升高的相关职业,也许发病就会晚一些。

即使发病晚一些,马方综合征也是一种药物不能去除的疾病,必须手术治疗。临床上有95%的马方综合征死于并发症——心脏主动脉瘤。张某积极配合及时的手术挽救了她自己,挽救了一个家庭。若果陆某自己能够在发病后认识到疾病的严重程度,或者身边的家属朋友能够了解马方综合征,对陆某多讲解勤劝导,及时到医院接受手术治疗,或许结局就会不同。

四、健康教育

马方综合征是药物不能去除的疾病。70%~80%的马方综合征患者会有心脏主动脉瘤、主动脉夹层及瓣膜病变。一旦发生血管破裂患者可能在短短的几分钟内因大出血休克而猝死,临床上有95%的马方综合征死于此并发症,因此夹层动脉瘤被称为人体内的"不定时炸弹"。所以,应尽早确诊,及时治疗,若不及时治疗,发病24小时内存活者不足50%,70%~75%的患者于1周内死亡,建议一旦确诊应及早手术治疗。

当出现间断胸闷,并伴有轻微胸痛症状,稍作剧烈活动后出现气促、头晕等症状时,应立即拨打"120"急救,不可强忍。确诊为马方综合征后应配合医务人员做到以下几点:

1. 严格卧床休息,避免剧烈活动;合理用药,保持血压平稳。

2. 少食多餐,营养易消化的食物。

3. 药食同用,保持大便通畅。

4. 遵医用药,缓解疼痛。

5. 调整情绪,保持平稳心态。

6. 配合医务人员完善相关检查,尽早手术。

随着医学技术的进步,马方综合征患者术后的平均寿命从已延长到70岁。希望对于这个可以有效治疗的罕见疾病,不再有悲剧发生。愿大个子从此不再烦恼。

"大个子"
的烦恼

马方综合征健康教育小贴士

"大个子"要注意;

运动一定要适当;

合理饮食和排便;

控制血压很关键;

手术治疗是方案;

健康幸福每一日。

（王瑞）

人体内的不定时"炸弹"

一、导入案例

庄先生,72 岁,既往 40 年吸烟史,高血压病史 20 余年。他在旅游途中于 19:00 在酒店用餐,晚饭后突然意识模糊,言语不清。持续 5 分钟后,虽然意识逐渐好转,却出现了腹部和左侧腰部剧烈疼痛,伴随呕吐。随行的家属以为是食物中毒,紧急将他送往医院救治。22:00 到达医院急诊时他已意识不清,血压 70/50mmHg 并呈逐渐下降趋势,危及生命。经诊断为"腹主动脉瘤破裂",医护人员全力抢救最终将庄先生从死亡线拉了回来。

腹主动脉瘤不是肿瘤,主要是由于腹主动脉瘤的破裂所导致的大量失血,死亡率可高达 75%~90%。它就像隐藏在人体内的不定时炸弹,随时可能发生爆炸,致死率非常高,本文介绍腹主动脉瘤的相关预防及健康指导。

二、概述

1. 定义　腹主动脉瘤(abdominal aortic aneurysm,AAA)是指腹主动脉呈瘤样扩张,通常直径增大 50% 以上定义为动脉瘤。动脉自心脏发出后走行到腹部这一段称为腹主动脉。动脉壁具有一定的弹性,在一定病理改变下,动脉逐渐扩张,像吹气球一样膨胀起来。腹主动脉瘤即是一种人体内腹主动脉的局限或弥漫性扩张性疾病。正常腹主动脉瘤直径为 1.5~2.7cm,而腹主动脉瘤患者的腹主动脉直径往往大于 3cm,有的甚至能达到 6cm。

2. 临床表现　由于早期腹主动脉瘤通常没有明显症状,大部分患者是由于其他疾病做腹部检查时偶然发现而得到诊断。

(1) 部分体型较瘦的患者,偶然在平卧时触摸到肚脐附近搏动性的包块,与心跳节律一致。

(2) 疼痛,患者会有腹部、腰背部疼痛,多为胀痛或者刀割样疼痛,如果出现突发性剧烈疼痛则可能有破裂或感染的风险。

(3) 若体内瘤体增大压迫消化道,会出现上腹胀满不适;压迫泌尿系统,会出现尿道梗阻症状;压迫静脉系统,会引起双腿肿胀。

(4) 破裂,是最严重的并发症。患者会出现剧烈的腹痛或背痛,以及严重的低血压甚至休克。

3. 病因　动脉硬化、外伤、感染、动脉炎症和动脉壁发育不良等,都是其致病因素,长期血压控制不佳、高脂血症、下肢动脉硬化闭塞症和冠心病等也都是腹主动脉瘤的高危因素,并且好发于老年的吸烟患者,男性较为多见。这些因素均可

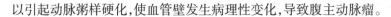

以引起动脉粥样硬化,使血管壁发生病理性变化,导致腹主动脉瘤。

三、案例分析

　　庄先生是一位 72 岁高龄的老人,有 40 年的烟龄,既往高血压病史 20 余年,一直控制不佳。腹主动脉瘤好发于老年男性,男女比例为 10∶3。尤其吸烟者,年龄在 65 岁以上的高血压患者、有心血管类疾病病史均为高危人群。特别是患有高血压的老人,在血压的长期作用下,腹主动脉瘤更容易从内膜撕裂,逐渐膨胀形成瘤体。当情绪不稳定、暴饮暴食或剧烈运动时,血压突然升高,腹主动脉瘤就随时可能破裂。据庄先生的主诉,平时对于控制血压不是很在意,降压药也不是定时定量服用,平时喜食鱼肉等高脂肪食物,也一直未戒烟,偶尔会觉得腹部胀满感,也未太引起重视。综合这些因素导致了疾病的发生。幸好及时做了微创手术,术后生命体征正常,腹痛症状得到缓解,于 5 日后出院。

四、健康教育

　　腹主动脉瘤好发于老年人,与其发病关系最为密切的因素是动脉粥样硬化,那么重点就是预防动脉粥样硬化。而已经确诊腹主动脉瘤的患者不仅要积极配合治疗,重点还要预防动脉瘤发生破裂。

　　1. 养成良好的饮食习惯,以低盐低脂高蛋白饮食为主,多吃新鲜水果蔬菜,多饮水,不仅可以降低血液黏稠度还可以加速代谢使大便通畅;而偶感便秘时可给予通便剂辅助通便,切不可用力排便。因为过度用力排便会造成腹压的急剧增高,加大瘤体破裂的风险。

　　2. 绝对戒烟限制饮酒,烟草中的尼古丁不仅会引起血管收缩,影响血液循环,它释放的毒性物质可快速到达细支气管末端和肺泡,引起一系列的呼吸道症状,如咳嗽、咳痰等。而用力咳嗽同样会引起急剧的腹压增高,加大瘤体破裂的风险。所以一定要避免用力咳嗽。

　　3. 平时生活要避免外伤,特别是腹部。维持良好心情可适当做运动,如打太极拳、散步等。一定要避免突然的下蹲、过度弯腰、用力压腿、提重物等动作,这些动作也会增大腹压,引起动脉瘤破裂。

　　4. 长期的高血压除了会损害心、脑、肾、眼等靶器官外,大血管特别是主动脉也常直接受影响,并可导致动脉瘤、主动脉夹层和主动脉粥样硬化等。血压的急剧增高也会引起动脉瘤发生破裂,所以控制血压至关重要,伴有高血压的患者一定要持之以恒的规律用药,控制血压在 140/90mmHg 以下。

　　5. 腹主动脉瘤发病比较隐匿,症状体征不很明显,往往容易被忽视。高危患者要学会自查,如老年男性、有吸烟史、有慢性疾病的患者,如疑似出现腹部搏动性包块或有腹痛症状,可就要引起足够的重视,尽快到医院就医。现在血管彩超已成为筛查腹主动脉瘤的重要方法,不仅能快速发现动脉瘤,还能提供瘤体大小、位置等信息。如果腹部超声确认存在腹主动脉瘤,患者则还需要进行腹部 CT 血管造影检查(图 5-2)。

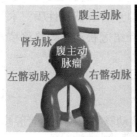 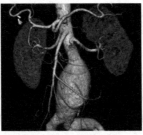 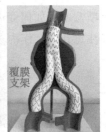

A. 腹主动脉瘤   B. 覆膜支架

图 5-2 腹主动脉瘤及覆膜支架

6. 国际上公认的手术治疗标准,为腹主动脉瘤最大直径大于等于 5cm。符合手术指征的患者还应尽快手术,防止发生动脉瘤破裂。随着医学水平的不断提高,手术方式已不再是创伤大风险大的开腹手术,而是微创治疗而瘤体直径不足 5cm 的腹主动脉瘤患者,可继续观察,建议每 6 个月或 1 年复查,密切注意瘤体变化发展。

人体内的不
定时"炸弹"

现在临床上确诊的腹主动脉瘤只是冰山一角,因为症状体征不明显,往往容易被忽视。希望每一位患者能做到早预防,早筛查,早干预,关注生命,珍爱健康。

(娄 媛)

用心守护你的"桥"

一、导入案例

王先生,78 岁,身高 172cm,体重 89kg,冠心病病史 8 年,吸烟史 50 年,无饮酒史,伴高血压、糖尿病、高血脂。性格急躁,争强好胜,经常为小事与家属争吵。今自觉胸闷憋气、心前区不适,有"嗓子发紧""左侧肩部和手臂痛"等感觉,来院就诊。冠状动脉造影示左冠脉主干远端狭窄 80%,左前降支中段狭窄 80%,左回旋支开口处狭窄 80%。择期在全麻下行冠状动脉旁路移植术,术后 7 日康复出院。王先生自觉手术后恢复良好,家属每日为其炖高汤,各式海鲜、肉类、滋补品不间断,日常活动饮水进食从不限制。近期受凉感冒后自觉胸闷憋气,咳白色泡沫痰,坐起缓解。出院 1 个月来院复查,经医生检查诊断后,血脂、血糖均未得到有效控制,腿部伤口有红肿、渗出,愈合较慢。医生详细向王先生介绍出院饮食及日常活动注意事项,王先生积极配合,回家后改变了不良生活习惯。

王先生搭桥手术后是不是就万事大吉?冠心病是否还会复发?饮食有哪些注意事项?术后如何促进伤口愈合?老年患者伤口愈合有特殊性吗?术后活动有需要注意什么?作为家属又该如何应对?本文介绍冠状动脉旁路移植术及其护理。

 ## 二、概述

1. 定义　冠状动脉粥样硬化性心脏病是指冠状动脉粥样硬化使管腔痉挛、狭窄或阻塞造成心肌缺血、缺氧或坏死而引发的心脏病,简称冠心病。如心脏就像人体内的发动机,是个向身体各部位"送血"的泵,它自身也需要血液供应来维持正常工作。冠状动脉是给心脏供血的血管,如果冠状动脉发生痉挛、器质性狭窄或堵塞,就会发生冠心病。

2. 临床分型　根据病变部位、范围和程度临床共分为 5 型:隐匿性或无症状性心肌缺血、心绞痛、心肌缺血、缺血性心肌病和猝死。

3. 临床症状　冠心病最常见的症状为"心绞痛",患者常感到胸痛、胸闷、憋气、心前区不适,也有患者表现为"胃痛""牙痛""嗓子痛""嗓子发紧""左侧肩膀和胳膊痛",甚至仅仅表现为乏力等。

4. 主要危险因素　冠心病主要危险因素包括高血压、血脂异常、糖尿病、肥胖和超重、吸烟、不良饮食习惯、性别差异、社会因素、遗传因素等。

三、案例分析

王先生性格急躁,争强好胜,在与家属争吵情绪激动后诱发心绞痛,具备 A 型行为模式特质。双心医学相关研究表明这种性格和心血管疾病发生、发展、治疗关系密切,易发心脏急性事件。王先生如果日常生活能够主动管理自身情绪,保持身心愉悦,或许结局就会不同。王先生出院后各式海鲜、肉类、滋补品不间断,复查检验血脂血糖未得到有效控制。若王先生能养成良好饮食习惯和合理营养,血脂、血压、体重等心血管疾病危险因素或许就会降低,血糖控制也会促进腿部伤口愈合。

 ## 四、健康教育

冠状动脉旁路移植术能够消除和缓解患者心肌缺血症状,而术后正确的健康相关行为是确保手术效果、促进患者康复主要因素。清淡易消化饮食、早期康复锻炼、正确服用药物、有效压力应对策略、并发症管理及戒烟能够减缓冠状动脉粥

样硬化进展,减少"桥"血管和其他血管再堵概率,提高手术效果。具体策略可包括以下几方面:

1. 建议低油低脂高纤维饮食。在接受冠状动脉搭桥手术后的恢复期(一般是指手术后1个月以内),通常需要增加营养。术后排气后可开始吃饭,以软、烂、易消化食物逐渐过渡到普通饮食,食物种类无特殊限制。酸奶、鸡蛋、瘦肉、鱼、水果、蔬菜可均衡摄入。术后1~2周内每顿饭6~7分饱,每日6~7顿为宜。需要注意是冠心病患者在饮食方面,需要终身配合药物治疗控制饮食。戒烟限酒。

2. 根据心功能情况控制饮水。如果术前心脏的功能没有受到影响,出院复查时心脏的功能正常的,那么出院后,可以不用太严格的控制饮水,只要觉得微微有点渴就可以。3个月复查时,如果心脏功能正常,就可以正常饮水,但不要短时间内大量饮水,按少量多次的原则。如果术前心脏就因为心肌梗死导致心脏的功能明显受损,或者合并有室壁瘤和心脏瓣膜疾病,饮水量就需要相对严格的控制。出院后,根据情况逐步增加饮水量,坚持少量、多次原则。同时要严密观察自己是否有憋气、咳嗽加剧,稀薄白色泡沫痰,尿量减少。如果出现上述现象,最好是去医院就诊。

3. 积极采取措施促进伤口愈合(图5-3)。作为冠状动脉搭桥手术中最为常用的"桥"血管材料,大隐静脉的取出后在一定程度上会造成静脉回流障碍,这也是术后下肢肿胀的原因,但由于深浅两套静脉回流系统之间有较为丰富的交通侧支,侧支循环及深部静脉能起到代偿作用,因此不会影响下肢运动功能。手术早期,卧床时患者需要将下肢抬高20~30cm,以促进下肢静脉回流,减轻肿胀,促进伤口愈合。此外,取大隐静脉需要切开皮肤以及皮下组织,神经、淋巴管等都会被切断而损伤,因此手术后也会有不同程度的麻木等感觉异常,这是正常现象。个别患者长期下肢肿胀,这种情况下,患者就需要长期坚持睡觉时抬高患肢,坚持穿医用弹力袜。另一方面,研究表明血糖升高会造成中性粒细胞活性受损,吞噬作用降低,机体清除创伤处细菌和异物能力减弱,易发伤口感染。科学规范血糖管理有利于促进伤口结痂愈合。

4. 养成长期规律运动健康的生活方式。出院患者应逐渐增加日常活动量,选

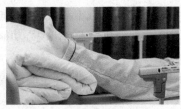
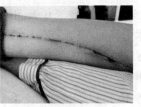

A. 抬高下肢 　　　　　 B. 下肢伤口愈合

图5-3 采取措施促进伤口愈合

择适宜活动方式,以步行、瑜伽、太极、固定功率脚踏车、小哑铃等适宜有氧运动为主(图5-4)。患者需要学会自我监测脉搏,以稍感疲劳而无憋闷感为宜。糖尿病患者需学会自我监测血糖,运动时携带含糖饮料或糖,以防运动出现低血糖,保证活动安全。日常注意保持良好心情,避免不良刺激和突然用力劳动,起床动作宜慢,随身携带硝酸甘油等急救药品。

用心守护
你的"桥"

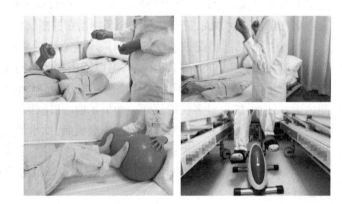

图5-4 有氧运动

(赵 琳)

揭开冠脉介入治疗的面纱

一、导入案例

宋先生,54岁,睡眠中突发胸痛,伴胸闷、气短、大汗,持续不能缓解,拨打"120"就诊于急诊科。心电图:Ⅰ、aVL,V_1~V_6导联ST段抬高,Ⅱ、Ⅲ、aVF导联ST段压低。入院诊断为"冠状动脉粥样硬化性心脏病:急性ST段抬高型广泛前壁、高侧壁心肌梗死"。立即给予阿司匹林肠溶片300mg、替格瑞洛片180mg、瑞舒伐他汀钙片10mg口服;急诊行冠状动脉介入治疗(PCI)。冠状动脉造影:LAD近段闭塞病变,向前TIMI血流0级,RCA中远段管状病变,狭窄约50%,向前TIMI血流3级。术中开通左前降支(LAD)并植入支架一枚。术后出现心功能不全,行主动脉内球囊反搏(IABP)治疗,2周后康复出院。

马女士,47岁,20日前活动后出现间断胸痛、胸闷症状,呈心前区闷胀痛,持续3~5分钟不等,口服速效救心丸后症状可缓解,患者未予重视。1周前,马女士自觉上述症状反复发作并加重,伴心慌、出汗。门诊就诊。心电图:窦性心律,心电轴不偏,ST-T改变,T波倒置。冠状动脉CT:LAD近段非钙化斑块,管腔闭塞,中远端纤细。以"冠状动脉粥样硬化性心脏病,不稳定型心绞痛,心功能Ⅱ级"收入院进一步治疗。入院后医生向马女士及家属讲解冠脉介入的必要性和风险,取得马女士及家属配合,于次日在介入中心行经皮冠状动脉介入治疗。冠状动脉造影:LAD近端弥漫病变,狭窄约99%,D1开口处狭窄50%,前向TIMI血流3级;术中LAD植入支架1枚,于4日后康复出院。

宋先生和马女士到底因为什么原因引起了上述症状,这些症状又是如何对他的生命产生威胁? 两位患者及家属均认为冠脉介入是个心脏的大手术,会有生命危险,顾虑重重。患者因知识缺乏在不觉间使病情逐渐加重,医生建议手术时又对该手术的认知存在很多误区。针对这些问题护士该如何去应对?

二、概述

1. 定义　冠心病是冠状动脉粥样硬化性心脏病的简称,是指冠状动脉粥样硬化使血管腔狭窄或阻塞和/或因冠状动脉功能性改变,导致心肌缺血或坏死而引起的心脏病,亦称为缺血性心脏病。冠心病由于发病率高,死亡率高,严重危害人类的身体健康。

经皮冠状动脉介入治疗(percutaneous coronary intervention,PCI)是指经心导管技术疏通狭窄甚至闭塞的冠状动脉管腔(图5-5),从而改善心肌血流灌注的治疗方法。如果把心脏比作一片"稻田",冠状动脉就是灌溉"稻田"的河道。冠状动

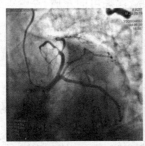
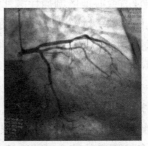

A. 前降支近中段狭窄95%以上　　B. 前降支近中段狭窄支架术后

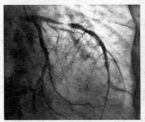
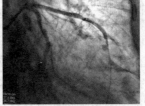

C. 前降支近段狭窄95%以上　　D. 前降支近段狭窄支架术后

图5-5　血管腔狭窄图示

脉粥样硬化使血管腔狭窄或阻塞,就像"河道"被堵,河水(血流)变细甚至完全断流,"稻田"得不到灌溉,心脏这片稻田就会"枯死"。而冠脉介入就是先检查"河道"被堵的情况,再根据具体情况把被堵的"河道"进行疏通,使之畅通无阻。

2. 分类　①隐匿型;②心绞痛型;③心肌梗死型;④心力衰竭型;⑤猝死型。

3. 临床表现　临床上最常见的是心绞痛型,最严重的是心肌梗死和猝死两种类型。

(1) 心绞痛:是一组由于急性暂时性心肌缺血、缺氧引起的综合征。

临床表现有以下四点:

1) 胸部压迫窒息感、闷胀感、剧烈的烧灼样疼痛,一般疼痛持续1~5分钟,偶有长达15分钟,可自行缓解。

2) 疼痛常放射至左肩、左臂内侧直至小指与无名指。

3) 疼痛在心脏负担加重(如体力活动增加、过度的精神刺激和受寒等)时出现,在休息或舌下含服硝酸甘油数分钟后即可消失。

4) 疼痛发作时,可伴有(也可不伴有)虚脱、出汗、呼吸短促、忧虑、心悸、恶心或头晕症状。

(2) 心肌梗死:是冠心病的急症,通常有心绞痛发作频繁和加重作为基础,也有无心绞痛史而突发心肌梗死的病例(此种情况最危险,常因没有防备而造成猝死)。

1) 突发胸骨后或心前区剧痛伴濒死感,疼痛可向左肩、左臂等处放射,且疼痛持续半小时以上,经休息和含服硝酸甘油不能缓解。

2) 呼吸短促、头晕、恶心、多汗、脉搏细弱。

3) 皮肤湿冷、苍白、重病病容。

4) 大约十分之一患者的唯一表现是晕厥或休克。

4. 病因　冠心病的主要病因是冠状动脉粥样硬化,本病发生的危险因素有年龄和性别、家族史、血脂异常、高血压、尿糖病、吸烟、超重、肥胖、缺乏运动等。动脉管壁在各种危险因素的综合影响下逐渐变脆、变硬,管腔变窄,是导致冠心病的主要原因。

三、案例分析

宋先生出现持续性胸痛、胸闷症状,是多方面原因共同作用的结果。术后追问患者,既往有长期大量吸烟、血脂异常史及不规律的生活习惯,但患者未予重视。此次出现突发胸痛,实际上是动脉粥样硬化斑块破裂、脱落后堵塞冠状动脉血管,引起急性心肌梗死。因患者就诊及时,积极行冠脉介入治疗,开通了闭塞的冠脉血管,使缺血区心肌及时得到再灌注,挽救了患者生命。反之,对于马女士来讲,如果在首次胸痛时就能够认识到自己病情的严重性,及时到医院就诊,或许会在较短时间内取得最佳治疗效果,避免冠状动脉血管病变部位进一步加重,可能就无须行冠脉介入植入支架治疗,减少不必要的风险和开支。

四、健康教育

冠心病二级预防,是指对已明确诊断冠心病的患者(包括支架术后和搭桥术后),进行药物和非药物干预,来延缓或阻止动脉硬化的进展。

冠心病二级预防主要包括 ABCDE 五方面:

A:血管紧张素转换酶抑制剂(angiotensin converting enzyme inhibitor)与阿司匹林(aspirin)。

B:β 阻滞剂(β-blocker)与控制血压(blood pressure control)。

C:戒烟(cigarette quitting)与降胆固醇(choles-terol-lowering)。

D:合理饮食(diet)与控制糖尿病(diabetes control)。

E:运动(exercise)与教育(education)。

通过冠心病二级预防及控制危险因素,冠心病患者一般可以达到较好的预后。

揭开冠脉介入治疗的面纱

对冠心病患者进行规范、有效的二级预防不仅能有效控制血压、血糖、血脂、不良情绪等危险因素,而且能增加患者对自身病情的了解及冠心病相关知识的知晓度,从而鼓励患者改善不规律生活方式,提高医嘱依从性,延缓疾病进展,降低心绞痛、心力衰竭、再发心肌梗死及恶性心律失常的发生率,进一步提高冠心病患者的生活质量和生存率。

(马玉萍)

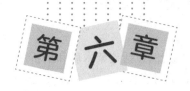

泌尿外科疾病健康教育

不致命的"社交癌"

一、导入案例

　　杨大妈,52岁,身高157cm,体重70kg,育有2女,母亲及姐姐均患有压力性尿失禁。5个月前杨大妈出现咳嗽及弯腰拖地后频繁尿失禁,且阴道有肿物脱出,严重影响日常活动及生活。医生诊断为压力性尿失禁,盆腔脏器脱垂,建议手术治疗。

　　肖大妈,55岁,身高160cm,体重70kg,育有1子1女,曾行子宫切除术。自述2年前打喷嚏、咳嗽后出现漏尿,每日需佩戴成人尿不湿。医生诊断为压力性尿失禁,建议行盆底肌锻炼,控制体重等非手术方法治疗。半年后复查,漏尿情况消失。

　　不致命的"社交癌"——压力性尿失禁,限制了杨大妈和肖大妈的活动,影响了她们的家庭。什么是压力性尿失禁?她们又为什么会被不致命的社交癌"缠住"?如何"摆脱"压力性尿失禁带来的困扰?本文介绍压力性尿失禁的相关知识及预防。

二、概述

　　1. 定义　压力性尿失禁(stress urinary incontinence,SUI)是指打喷嚏、咳嗽或运动等腹压增高时出现不自主的尿液自尿道外口漏出。

　　2. 临床表现　腹压增高情况下出现不自主的漏尿。

　　轻度:一般活动及夜间无尿失禁,腹压增加时偶发尿失禁,不需佩戴尿垫。

　　中度:腹压增加及起立活动时,有频繁的尿失禁,需要佩戴尿垫生活。

重度：起立活动或卧位体位变化时即有尿失禁，严重地影响患者的生活及社交活动。出现以上情况请及时就诊，以免延误治疗。

3. 病因　造成女性压力性尿失禁的原因主要有膀胱颈及近端尿道下移、尿道周围支撑结构破坏、尿道固有括约肌缺陷、尿道黏膜的封闭功能减退、支配控尿组织结构的神经系统功能障碍等。

4. 危险因素　年龄、生育、盆腔脏器脱垂、肥胖、种族和遗传因素等。

（1）年龄：患病率随着年龄的增长逐渐增高，高发年龄为45~55岁。

（2）生育：生育的次数、初次生育年龄、生产方式、胎儿的大小及妊娠期间尿失禁的发生率均与产后尿失禁的发生有显著相关性。

（3）盆腔脏器脱垂：两者常伴随存在。

（4）肥胖：肥胖女性发生压力性尿失禁的概率显著增高，减肥可降低尿失禁的发生率。

（5）种族和遗传因素：患病率与其直系亲属患病率显著相关。

三、案例分析

杨大妈，现为压力性尿失禁的高发年龄，体质指数为28.40，属于肥胖，2个女儿均为顺产，有家族遗传史，且合并盆腔脏器脱垂。据研究表明，生育的胎次与尿失禁的发生成正相关，经阴道分娩的女性比剖宫产的女性更易发生尿失禁。杨大妈在经过积极的手术治疗后已痊愈出院，因2个女儿也为压力性尿失禁的高危人群，要教会其预防方法，如有不适，前往医院。

肖大妈，现为压力性尿失禁的高发年龄，体质指数为27.34，属于偏胖。1儿1女均为顺产。在医生给予进行盆底肌锻炼，控制体重等非手术治疗方案后，肖大妈遵医嘱执行，半年后复查漏尿情况消失，痊愈。

四、健康教育

合理的预防及锻炼可降低压力性尿失禁发生或缓解其症状甚至使其痊愈，主要措施有以下五方面。

1. 放松心情，正视疾病。由于社会经济和文化教育等因素，加之女性对排尿异常羞于启齿，导致女性压力性尿失禁就诊率低。

2. 控制体重。体质指数＝体重/(身高)^2，正

盆底肌锻炼小窍门

准　备：排空膀胱，全身放松；

体　位：均可；

收缩与放松部位：尿道口、阴道口和肛门口；

持续时间：收缩、放松各5~10秒；

次　数：至少每日5次，每次5~10分钟。

常值 18.5~23.9。肥胖是女性压力性尿失禁的明确危险因素,减轻体重可改善尿失禁的症状。

3. 保持健康规律的生活方式,多食新鲜的蔬菜水果,多饮水,勤排尿,不要憋尿,戒烟。对于哺乳期的女性,要注意产后功能的恢复,加强体育锻炼。

4. 盆底肌锻炼。主要是训练提肛肌的收缩,就像在努力憋尿或抑制排便时的动作一样,可以同时伴有轻微的腹痛,臀部以及大腿内侧肌群的收缩,但必须是以盆底提肛肌收缩为主。

以下时期禁止练习:月经期,阴道有感染时,性生活刚结束,严重子宫脱垂时。

注意事项:①盆底肌锻炼时可将手放在腹部(图 6-1),腹部应没有明显的收缩或者运动,或者将一根手指放到阴道口或者肛门口,感觉到肌肉的收缩或者放松,方法即正确。②在整个运动的过程中保持正常的呼吸,不要憋气。③坚持 3 个月到半年才会看出效果。

5. 如果以上方法都无法预防或缓解症状,请及时前往医院治疗,医生会根据病情进行药物或手术干预,制订适合的个性化诊疗方案。

> **盆底肌锻炼四字口诀**
>
> 扶手细长(腹手吸长)。

> **盆底肌锻炼口诀歌**
>
> 排空、放松、体位可,
> 随时随地均可练,
> 收缩、放松各 5 秒,
> 每次坚持 5 分钟,
> 1 日至少做 5 次,
> 边做边数不憋气,
> 持之以恒效果现。

不致命的
"社交癌"

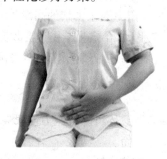

图 6-1　手放在腹部

（陈　萌）

疯狂的"石头"

一、导入案例

张先生,30 岁,办公室职员,平时身体健康。春节过后,同事邀约一起打羽毛球。不到 10 分钟,张先生突然觉得右下腹部绞痛,如刀割样,沿着下腹部向外阴部和腹内侧放射,疼痛剧烈,不能忍受,休息也不能缓解,伴有恶心、呕吐、面色苍白、出冷汗等症状。张先生上厕所发现小便是洗肉水样的红色,去医院检查后,发现是得了尿石症,紧急做了体外冲击波碎石术,在护理人员的悉心照顾下,几日后便康复出院。

王女士,45 岁,大学老师,近来经常出现尿频、尿急的症状,一开始她没太在意,发现多喝些水,吃点消炎药就能好转,就没有去医院。后来发病越来越频繁,腰部还出现了隐隐的钝痛,吃药的效果也越来越差,直到有 1 日,身体开始寒战、发热,排尿也不通畅,继而出现了全身水肿、恶心等不适。去医院检查后,王女士发现自己得了尿毒症,而始作俑者是尿石症。

尿石症对张先生和王女士的健康造成了伤害。尿石症是如何导致这剧烈的疼痛、血尿？这些看似小小的石头又如何引起尿毒症？我们该如何去应对？本文介绍尿石症及其预防措施。

二、概述

1. 定义　尿石症即泌尿系结石(urinary calculus),是最常见的泌尿外科疾病,是指由于某些原因引起尿液中形成结石而引起的泌尿系统疾病。尿石症在泌尿外科住院患者中居首位,我国的泌尿系结石发病率有明显的地区差异,南方高于北方。根据结石形成的部位不同,尿石症分为上尿路结石和下尿路结石。近年来我国泌尿系结石的发病率有增加的趋势,是世界上 3 大结石高发地区之一。

2. 分类　由形成的部位不同尿石症分为肾结石、输尿管结石、膀胱结石和尿道结石。肾结石和输尿管结石又统称为上尿路结石,膀胱结石和尿道结石又称为下尿路结石。因成分不同尿石症分为含钙结石和非含钙结石。含钙结石中包括草酸钙结石、磷酸钙结石、碳酸钙结石;非含钙结石包括胱氨酸结石、嘌呤结石、尿酸结石、磷酸镁铵结石等(图 6-2)。

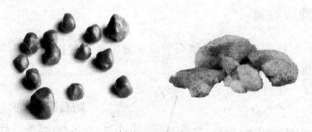

图 6-2　尿石症结石

3. 临床表现　疼痛和血尿是尿石症常见的症状,疼痛往往因为结石在肾盂或输尿管内移动和刺激,引起平滑肌痉挛所致。典型的绞痛常突然发生,如刀割样,沿着输尿管向下腹部、外阴部和腹内侧放射，有时伴有恶心、呕吐、面色苍白、出冷汗、脉弱而快或尿频、尿急等症状。血尿一般为活动后出现，出血的多少与损伤程度有关（图6-3）。结石合并感染时还会有发热、畏寒、寒战等全身症状，严重者会发生尿毒症。

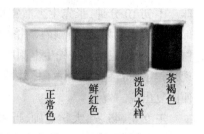

图6-3 不同颜色血尿

正常色　鲜红色　洗肉水样　茶褐色

4. 病因　影响结石形成的因素很多，年龄、性别、种族、遗传、环境、饮食习惯及职业对结石的形成影响很大。身体的代谢异常、尿路的梗阻、感染、异物和药物的使用是结石形成的常见病因。

常见的代谢异常：尿液的酸碱度异常、高钙尿症、高草酸尿症、高尿酸尿症等。尿路梗阻、感染和尿路中存在异物是诱发结石形成的主要局部因素。有些药物在尿液的浓度高而溶解度低，如氨苯蝶啶、磺胺类药物等本身就是结石的成分，还有些药物能够诱发结石形成，如乙酰唑胺、维生素 D、维生素 C 和皮质激素等。

三、案例分析

张先生为公司职员，平时活动较少，加上饮水不多，形成了结石，偶尔的运动（打羽毛球）使得结石在肾盂内移动，从而引发剧烈的刀割样疼痛。结石活动对肾脏组织造成损伤，所以引起血尿，幸运的是恰恰是血尿的发生引起了他的重视，及时就医，通过完善的检查确诊，及时行体外冲击波碎石术，他得以康复出院。

王女士也是因为各种原因得了结石，可是由于她对尿频、尿急等感染的症状的不重视，没有及时就医，使得感染性结石越来越大，加重尿路梗阻的发生，造成肾积水压迫肾实质，使得肾脏出现了功能不全，也就是俗称的尿毒症。若张女士重视身体健康，能定期体检，出现异常症状时能够及时就医，科学诊断，积极配合医疗，或许结局就会不同。

四、健康教育

影响结石形成的因素很多，结石形成和复发的过程也很复杂，年龄、性别、种族、遗传、环境因素、饮食习惯和职业等均对尿石症的发生有较大影响。但是研究表明合理的预防可降低尿石症的发病率，预防措施有以下三方面内容：

1. 增加液体的摄入，增加液体的摄入能产生足量的尿液，从

防石饮水宝典

上床前、起床后、三餐过后要喝够，
上午好、下午好、运动前后少不了。
喝水莫待口渴时，定时足量很重要。

而稀释尿中的代谢物质,从而减少结石的形成。关于饮水的种类:推荐白开水、矿泉水,应避免饮用咖啡、红茶等草酸含量高的液体。由于严格限制钙会导致体内负钙平衡,反而会提升含钙结石的发生,所以适量的补充牛奶等奶制品也能预防尿石症。液体的量以能每日排出 2 000ml 以上的尿量为足够,通常条件下成人每日饮水量应该在 2 000ml 以上,如果运动出汗、高温环境或者腹泻等情况下,饮水量还要增加,换言之,对于结石的预防,饮水的量应该以尿量足够为标准,正常成人尿色为几乎看不见的淡黄色时,粗略估计 24 小时尿量能达到 2 000ml 以上。

2. 饮食调节。限制钠盐的摄入,因为高钠饮食会增加尿中钙的排泄,建议每日钠的含量应低于 2g。限制蛋白质的过量摄入,推荐摄入营养平衡的饮食。草酸钙结石的患者建议忌食一些草酸含量高的食物,如菠菜、大黄、红茶、可可粉等。多摄入蔬菜和谷物为主的低蛋白饮食可以预防胱氨酸结石。研究表明,超重是尿路结石的重要危险因素,因此减轻体重也可以预防结石。

3. 治疗原发疾病,当身体有代谢异常、尿路梗阻、感染和异物时,及时治疗原发疾病。定时体检,重视这些问题能减少结石的发生和复发。一旦得了尿石症,也不用过度紧张,医生可以根据结石的位置、大小、数量及身体条件等综合评估,为患者制订保守排石、体外冲击波碎石、输尿管镜取石碎石、经皮肾镜取石碎石及开放手术治疗等方案。

疯狂的
"石头"

(刘春霞)

"石头"历险记

一、导入案例

李女士,35 岁,护士,工作强度大,上班时没有时间喝水,每日饮水量约 500ml。某日在下班回家的路上突发腹部疼痛送往医院急救。经医生检查诊断为输尿管结石,医生建议行体外碎石积极,李小姐积极配合治疗,康复出院后遵医嘱多饮水、勤锻炼、定期体检,再也没有被结石困扰了。

易先生,男,43 岁,销售人员,自述平时体健,常有各种饭局需要应酬、经常熬夜,于某日凌晨饮酒后突发左侧腰部剧烈疼痛去医院就诊。医生诊断为左肾结石并左肾积水,给予镇痛,建议行手术治疗,并改变生活习惯。易先生在疼痛缓解后不以为然,继续原先的生活方式。2 年后易先生突发无尿,来到医院检查,左肾功能已丧失,被迫行肾脏切除术。

泌尿系统结石对李女士和易先生的健康构成了伤害。泌尿系统结石是如何形成的？我们该如何去应对？本文介绍泌尿系统结石的预防。

二、概述

1. 定义　泌尿系统结石，又称泌尿结石或尿石症，是泌尿系的常见病。结石可见于肾、膀胱、输尿管和尿道的任何部位。在正常情况下，人体摄入的蛋白质、脂肪、碳水化合物经过代谢产生草酸盐、磷酸盐、尿酸及钠、钾、钙等离子，这些无机盐需通过泌尿系统排出体外。当尿液中这些无机盐成分浓度增高、尿酸度(pH)下降，这些粒子会聚集在一起形成结晶体。如果把泌尿系统比作下水道，结石就像是下水道里的杂物，杂物顺流而下嵌在哪里就停在哪里，当杂物大量聚集时就会造成阻塞，下水道就排泄不畅了。

2. 分类　泌尿系统结石分为肾结石、膀胱结石、输尿管结石和尿道结石，以肾与输尿管结石为常见；按照结石发生的原因可以分为原发性结石、代谢性尿石和继发性或感染性结石。

3. 临床表现　泌尿系统结石临床表现因结石所在部位不同而有异。肾与输尿管结石的典型表现为肾绞痛与血尿，在结石引起绞痛发作以前，患者没有任何感觉，由于某种诱因，如剧烈运动、劳动、长途乘车等，突然出现一侧腰部剧烈的绞痛，并向下腹及会阴部放射，伴有腹胀、恶心、呕吐、程度不同的血尿；膀胱结石主要表现是排尿困难和排尿疼痛。

4. 病因

(1) 原发性结石：原因不明、机制不清的尿结石。

(2) 代谢性尿石：这类结石最为多见，是由于体内或肾内代谢紊乱而引起。如甲状腺功能亢进，特发性钙尿症引起尿钙增高，痛风的尿酸排泄增加，肾小管酸中毒时磷酸盐大量增加等。其形成的结石多为尿酸盐、碳酸盐、胱氨酸黄嘌呤结石。

(3) 继发性或感染性结石：主要为泌尿系统的细菌感染，特别是能分解尿素的细菌和变形杆菌可将尿素分解为游离氨使尿液碱化，促使磷酸盐、碳酸盐以菌团或脓块为核心而形成结石。此外结石的形成与种族、遗传(胱氨酸石遗传趋势)、性别、年龄、地理环境、饮食习惯、营养状况以及尿路本身疾患，如尿路狭窄、前列腺增生等均有关系。

三、案例分析

李女士因为工作强度大、上班忙碌，没有时间喝水，每日饮水量少，导致尿液长期处于高浓度状态，尿液中的无机盐成分浓度增高、尿酸度(pH)下降，这些粒子会聚集在一起形成结晶体。如果李女士日常多饮水以稀释尿液，减少粒子聚集，结石形成的概率会大大降低。

易先生经常有各种饭局需要应酬、经常熬夜，不健康的饮食和睡眠习惯导致结石形成,在被医生诊断为左肾结石并左肾积水后不以为然,没有足够重视自己的疾病,继续原先的生活方式,最终导致左肾功能已丧失,被迫行肾脏切除手术。但若易先生知晓泌尿系结石的危害,改变不良的生活方式,结局就会不同。

四、健康教育

合理的预防可降低泌尿系结石的发病率,预防措施有以下内容:

1. 多喝水、不憋尿　养成喝水的好习惯,每日喝 2 000ml 以上的白开水。多喝多尿有助于细菌和易结石物质快速排出体外,减少粒子沉积,降低结石的发生率。

2. 少吃食盐　太咸的饮食会加重肾脏的工作负担,而盐和钙在体内具有协同作用,并可以干扰预防和治疗肾结石药物的代谢过程。食盐每日的摄入量应小于 5g。

3. 限制高热量食物的摄入　高热量的食物,如蛋糕、罐头等含糖量较高,服糖后尿中的钙离子浓度、草酸及尿的酸度均会增加。尿酸度增加,可使尿酸钙、草酸钙易于沉淀,促使结石形成。

4. 肉类　动物内脏要少吃。控制肉类和动物内脏的摄入量,因为肉类代谢产生尿酸,动物内脏是高嘌呤食物,分解代谢也会产生高血尿酸,而尿酸是形成结石的成分。因此,日常饮食应以素食为主,多食含纤维素丰富的食品。

5. 结石患者睡前少喝牛奶　由于牛奶中含钙较多,而结石中大部分都含有钙盐。结石形成的最危险因素是钙在尿中浓度短时间突然增高。饮牛奶后 2~3 小时,正是钙通过肾脏排出的高峰,如此时正处于睡眠状态,尿液浓缩,钙通过肾脏较多,易形成结石。

6. 多吃蔬菜和水果　蔬菜和水果含维生素 B_1 及维生素 C,如黑木耳、橙子、猕猴桃等,在体内最后代谢产物是碱性的。尿酸在碱性尿内易于溶解,故有利于治疗和预防结石。

7. 根据结石成分对症处理　草酸钙结石者占泌尿结石的 80% 左右。患者宜低钙、低草酸饮食,少食牛奶、豆制品、动物内脏、浓茶、巧克力、菠菜、土豆等。高胱氨酸结石者适当限制蛋白质摄入。磷酸钙结石者宜低钙、低磷饮食,少食肉类、骨头汤等。尿酸结石者应限制高蛋白、高嘌呤食物的摄入量,如豆腐、海鲜、动物内脏等。

8. 养成良好的生活方式　生活作息规律,避免长期熬夜,适量运动。

9. 如若诊断为泌尿系统结石,也不用过度紧张,在医生的帮助下可以采取药物治疗、体外冲击波碎石、输尿管镜碎石等。如果病情比较严重则应采取手术治疗。

0603

"石头"
历险记

(楚银萍)

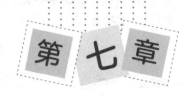

第七章

骨外科疾病健康教育

"铠甲"勇士搭起健康通道

一、导入案例

刘某,13岁。家属发现刘某双肩不等高、背部不平,带刘某去医院就诊。诊断:特发性脊柱侧凸,建议严密观察病情变化。1年以后,刘某去医院复查,医生给予支具治疗。刘某严格按照医生要求佩戴支具,半年以后复查,病情基本稳定,双肩不等高、背部不平未再严重发展。

王某,6岁。被诊断为脊柱侧弯,医生给予支具治疗。但是王某不能完全按照医生要求佩戴支具,病情发展迅速。医生建议王某进行手术治疗,在全麻下行后路脊柱侧弯矫形、内固定、植骨融合术。王某术后恢复良好,1周后出院。

作为家属,是否有这样的烦恼:发现孩子走路时双肩不等高,孩子背部不平。此时开始需要警惕孩子是不是出现了脊柱侧弯?该如何应对?本文介绍脊柱侧弯。

二、概述

1. Cobb角定义　从脊柱侧弯上下弯度最大的椎体两侧各画1线,将这两条线分别做垂线,夹角即为Cobb角。

2. 脊柱侧弯定义　当脊柱有Cobb角>10°的侧方弯曲,定义为脊柱侧弯(图7-1)。

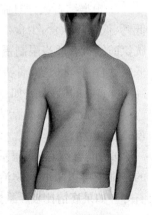

图7-1　脊柱侧弯

3. 治疗原则

①当 Cobb 角 <25° 时,不需要进行特殊治疗。②当 Cobb 角在 25°~40° 时,可以进行支具治疗,主要起到延缓脊柱侧弯进展,降低手术风险的作用。支具一般使用石膏进行躯干取模,制作石膏模型,采用仪器对患者躯干的矫形情况为患者量身定做。进行支具治疗时的佩戴时间应大于 20~23 个小时。第一次佩戴支具后应行 X 线检查,以便评估支具的佩戴效果,并进行必要的调整。在骨骼成熟前,需 3~6 个月进行佩戴支具下的 X 线复查,并根据松紧程度以及生长情况进行调整,在佩戴期间应注意控制饮食与体重,注意胸、腰、臀围变化,佩戴支具时可以有 1~2 周的适用期,从松到紧。③在支具治疗时,当 Cobb 角 >40°,需要进行手术治疗。手术之后大部分患者仍需佩戴支具。

4. 术后佩戴支具的作用 ①对于矫形术后的躯干进行保护,避免受到伤害,可以进一步促进手术的康复,减少痛苦。②促进矫形术后新的躯干的平衡恢复。③减少手术的范围(严重的弯曲进行手术),不严重的弯曲通过术后支具加强。

5. 术后支具佩戴方法 支具一般分为前片和后片(图 7-2)。佩戴方法非常简单,只需三个步骤。首先佩戴后片,然后前片,前片压住后片,最后扣紧粘好,松紧以伸进一指为宜(图 7-3)。

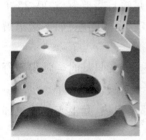
A. 支具前片

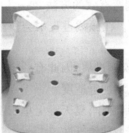
B. 支具后片

佩戴方法口诀

一后二压三扣好,
后片先上位置找,
前压后,不慌张,
前后一指最正好。

图 7-2 支具

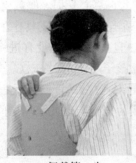
A. 佩戴第一步

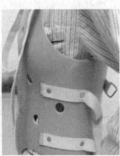
B. 佩戴第二步

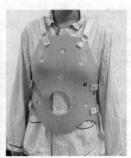
C. 佩戴第三步

图 7-3 佩戴三步法

三、案例分析

刘某被诊断为先天性脊柱突出。经检查,刘某 Cobb 角为 20°,1 年以后 Cobb 角为 25°,进行支具治疗;1 年以后复查,Cobb 角为 27°,Cobb 角增加减慢,病情基本稳定。

王某,被诊断为先天性脊柱侧弯,Cobb 角为 35°。王某不能完全按照医生要求佩戴支具,1 年后复查 Cobb 角为 42°;进行手术治疗,术后恢复良好,1 周后佩戴支具步行出院。

对比这两个病例,第一个是能够按照要求佩戴支具来治疗脊柱侧弯,第二个是不能按照要求来佩戴支具治疗脊柱侧弯,他们的结果大相径庭,一个得到治疗,一个要面对手术。据调查显示,支具治疗矫正率可达 35%,支具治疗成功率可达 69.2%。佩戴支具就像在长歪了的小树周围放上支撑,可以帮助小树苗壮成长一样。支具可以防止脊柱侧弯患儿 Cobb 角增大,因此是治疗早期脊柱侧弯有效、经济、方便的治疗方法。

四、健康教育

佩戴支具为治疗早期脊柱侧弯有效的方法之一,但是每日需要佩戴 20~23 个小时,矫形术后也需要佩戴支具。在佩戴过程中会很多遇到的问题,如下给出解决方法,来增加支具舒适性。

1. 支具的主要作用是延缓疾病进展,因此有一定的硬度,佩戴时会觉得不舒服,可以在支具内垫上柔软毛巾,增加舒适度。

2. 支具是由高分子合成树脂制作,夏天穿上单衣都觉得热,套上支具就更加不透气了,可以穿上纯棉背心,来增加透气性。

3. 支具遮挡住漂亮衣服,变得不漂亮,可以在支具上进行适当涂鸦、美化。

"铠甲"勇士
搭起健康通道

4. 在患儿心中总会有自卑情绪,觉得自己和别人不一样,背地里被其他人议论,使患儿自尊心受损。佩戴支具时,因支具外露,可穿着宽大外套,适当遮盖,降低支具存在感。

患儿佩戴支具的依从性一旦提高,疾病没有进一步发展,脊柱侧弯的孩子也能和正常孩子一样,亭亭玉立。

脊柱侧弯不可怕,护师指导专业化,昂首挺胸不是梦,支具佩戴效果佳。希望支具能成为护士与患儿家属之间的桥梁,为患儿成长搭建健康通道。

（曹海颖）

呵护生命之"脊"

一、导入案例

陈先生,33 岁,自述颈肩部疼痛,呈持续性胀痛,颈部活动受限,偶有头晕、耳鸣,院外 X 线检查示"颈椎骨质增生"。经院外治疗后症状缓解,但近期由于长时伏案工作后,陈先生再次出现颈肩部疼痛,颈部活动受限,伴左上肢疼痛、麻木感,偶有头晕,为求进一步系统治疗,门诊以"神经根型颈椎病"收治入院治疗。

刘女士,19 岁,因过度紧张和长时间伏案后出现头部及颈肩部疼痛,头痛呈胀痛,颈肩部呈酸痛。经休息、自行贴外用膏药后,刘女士症状缓解,未行进一步检查治疗。近期刘女士学习压力增加,长时间伏案学习后,头痛及颈肩部疼痛再次复发,右侧颈肩部疼痛尤甚,经休息及外贴膏药后,症状无明显减轻,去医院就诊。

陈先生和刘女士为什么会出现颈肩部疼痛,头晕症状的发生,为什么长时伏案会导致颈肩部、头晕症状?经医生诊断是颈椎病对他们的健康造成了伤害。颈椎病是如何导致颈部、头部这些症状?又如何会对他们的生活和学习造成影响?我们该如何去应对?本文介绍预防颈椎病和促进颈椎病康复相关知识。

二、概述

(一)定义

颈椎病又名颈椎综合征,是指颈椎间盘退行性变、颈椎骨质增生以及颈部损伤等引起脊柱内外平衡失调,刺激和压迫颈神经根、椎动脉、脊髓或交感神经而引起的一组综合征,中医学属"项痹""眩晕"范畴。其主要表现为头颈肩臂麻木疼痛。严重者双下肢痉挛、行走困难,甚至四肢麻痹,大小便障碍,出现瘫痪。

(二)分类

颈椎病可分为神经根型颈椎病、脊髓型颈椎病、椎动脉型颈椎病、交感神经型颈椎病、混合型颈椎病。

(三)临床表现

1. 神经根型颈椎病

(1)肩背或颈枕部呈阵发性和持续性隐痛或剧痛。

(2)受刺激和压迫的颈脊神经其走行方向有烧灼样或刀割样疼痛,伴有针刺感。

(3)颈部活动受限或僵硬不适。

2. 脊髓型颈椎病

(1)四肢麻木、酸胀、僵硬无力,严重者活动不便、走路不稳,甚至瘫痪。

(2) 头晕、头痛、大小便改变,如排尿、排便障碍,排便无力和便秘。

3. 椎动脉型颈椎病

(1) 头晕、恶心、呕吐、耳鸣、耳聋等。

(2) 猝然摔倒。

4. 交感神经型颈椎病

(1) 头晕或头痛、枕部或颈后痛。

(2) 心跳加快或缓慢,心前区不适。

(3) 肢体发凉或有头晕耳鸣。

5. 混合型颈椎病 指出现两型或两型以上症状者。

(四) 病因

在颈椎病的发生发展中,慢性劳损是罪魁祸首。长时间低头伏案工作,使颈椎间盘发生退变,使局部肌肉、韧带、关节囊的损伤,颈段脊柱的稳定性下降,椎体失稳,故椎体前后形成代偿性骨质增生,骨质增生导致椎间孔变窄和椎管前后径变窄,导致脊髓、颈神经根、椎动脉及交感神经受到压迫。

不良的姿势是颈椎损伤的另外一大原因。长时间低头工作学习,躺在床上看电视、看书,喜欢高枕,这些不良的姿势均会使颈部肌肉处于长期的疲劳状态,均可使颈椎间盘发生退变,造成颈椎周围组织发生不同程度损伤。颈椎的发育不良或缺陷也是颈椎病发生不可忽视的原因之一,如先天性颈椎融合畸形、根管狭窄或小椎管。此外,颈部受寒、肌肉痉挛、局部缺血缺氧也可引起临床症状和诱发各型颈椎病。

三、案例分析

陈先生因长时伏案,出现颈肩部疼痛,伴左上肢疼痛麻木,头晕等症状,检查结果提示骨质增生,被确诊为"神经根型颈椎病"。长时间低头伏案,使颈部肌肉疲劳,导致颈部肌肉长期处于疲劳状态,诱发颈椎病的发生,颈椎间盘生理曲度发生改变,椎间盘突出,刺激和压迫周围神经和血管,引起头晕和颈肩部疼痛。

刘女士因过度紧张和长时间伏案学习后出现头部及颈肩部疼痛,头痛呈胀痛,颈肩部呈酸痛,被确诊为颈椎病。两个案例都说明颈椎病的发病与我们的工作、学习、生活习惯密不可分。

四、健康教育

有效预防可降低颈椎病的发生,预防措施有以下三方面内容:

1. 建立良好的生活方式,避免长时低头伏案,注意颈部保暖,避免寒湿的侵袭,特别是冬春季节交替时,夏季避免空调直吹颈部,睡觉时避免颈部悬空,枕头高度和软硬适中,不宜过高或者过低,以起床后以不感到颈部肌肉疲劳为宜,避免半躺在床上和沙发上看书,养成良好的生活习惯,可明显降低颈椎病的发生率。

2. 饮食上注意营养均衡,多吃高钙、高蛋白、高维生素食物,如牛奶、鸡蛋、鱼、虾等。中医认为,肾主骨,肝主筋,要多食补肝肾的食物,如黑豆、黑芝麻、桑葚等,避免吃寒凉辛辣油腻食物。

3. 注意劳逸结合,合理运动。急性期和伴有头晕的患者禁止锻炼;恢复期,患者开始功能锻炼。锻炼项目:颈椎操(图 7-4)、羽毛球、篮球、游泳等。锻炼方法:应遵循循序渐进的原则,目的是促进血液循环,增加颈部肌力。

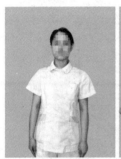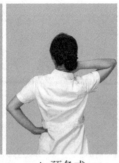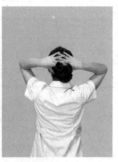

A. 预备式

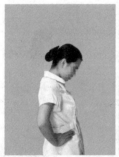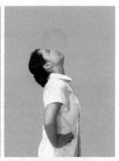

B. 前后点头

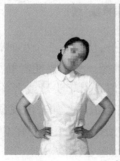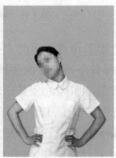

C. 左右侧摆

图 7-4　颈椎操

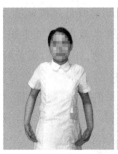
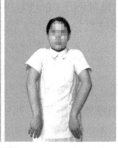
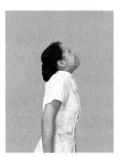

D. 转肩   E. 耸肩

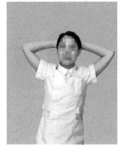
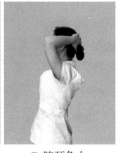
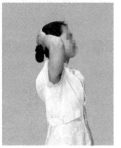

F. 脖颈争力

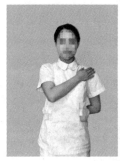
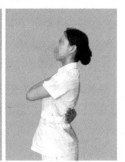

G. 拍打肩背

图 7-4　颈椎操（续）

对于长期低头伏案工作或学习的人员，伏案 1~2 个小时，可用手搓揉颈部皮肤，按揉颈部肌肉或每日坚持做 1 次颈椎操。颈椎操能舒筋活血，从而促进血液循环，放松肌肉，缓解颈部肌肉的疲劳。但是对于头晕或者颈椎失稳的人群需要在医生的指导下进行颈椎锻炼，切不可盲目锻炼。如若出现颈部肌肉僵硬，疼痛、头晕等症状，则应尽早到医院就诊并积极治疗。对于长期有不良生活习惯的人员，要纠正不良姿势，端正自己的站姿、坐姿和睡姿（图 7-5）。

如若诊断为颈椎病，也不要过度紧张，在医生的帮助下可以采取积极的推拿、针灸、牵引治疗，如果病情比较严重则应采取手术治疗。

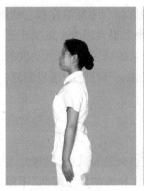
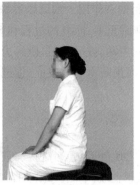

呵护生命之"脊"

A. 正确的站姿　　　B. 正确的坐姿

图 7-5　正确的站姿和坐姿

（魏礼红）

交替更"膝"，迈向全新

一、导入案例

李阿姨，75 岁，无明显诱因出现右膝关节疼痛 20 余年，为阵发性钝痛，长时间行走或过劳时加剧，休息后可缓解。近 1 年，李阿姨症状加重，出现间断静息痛，休息后无明显缓解，在外院行保守物理治疗，症状未见好转，遂来院就诊，行 X 线示"右膝骨关节炎、膝外翻"，入院后行"右膝人工关节置换术"。现为术后第 1 日，李阿姨患肢肿胀，但坚持伤筋动骨 100 日，应该卧床静养，不愿意配合进行康复治疗，认为早期功能锻炼对于她没有益处。

许叔叔，68 岁，不慎跌倒致左膝关节疼痛 1 年，关节轻微肿胀，自行涂抹外用擦剂，症状有所缓解。1 个月前，许叔叔症状加重，关节肿胀明显，长距离行走需要拐杖辅助，无法上下楼梯，遂来院就诊。行 X 线及 MRI 示"左膝骨关节炎、关节积液"，入院后行"左膝人工关节置换术"。现为术后第 3 日，许叔叔关节活动度不佳，无法完成每日康复治疗，而且认为手术已经成功，这些锻炼都只是无用功。

二、概述

1. 人工全膝关节置换术　是指应用人工材料制成的假体来替代膝关节，从而改善疼痛、关节畸形、活动受限，并恢复和改善关节的运动功能，提高患者的生活质量。

111

2. 术后康复治疗的目的和作用　术后患者积极配合康复治疗和主动锻炼,对于日后关节功能的恢复非常重要,康复的过程和效果很大程度上取决于患者对于康复锻炼的认识。关节的主动、被动练习,肌肉力量的练习,关节活动度的练习以及行走练习,都可以有效地预防术后并发症,促进膝关节功能的逐步恢复,满足患者的日常生活需要。

三、案例分析

李阿姨右膝关节疼痛20余年,近期症状加重也未及时就医,做理疗也无法缓解,进行关节置换术后思想上脱离不了要绝对卧床静养的传统观念,不愿意配合进行康复功能锻炼,造成静脉回流不佳,患肢肿胀。我们应该向李阿姨讲解膝骨关节病的一般表现和治疗方法,帮助她认识到术后功能锻炼的意义所在,取得理解和配合。

许叔叔因不慎跌倒致左膝关节受到外力伤害,直至后来病情发展才引起重视,最终发展成为需要进行关节置换,术后又急于下地,未能遵循康复锻炼循序渐进的原则,造成关节活动度不理想。我们应该告知许叔叔康复治疗的计划和效果,引导他按照既定目标一一实现。

四、健康教育

功能锻炼的原则包括个性化、循序渐进、全身训练。功能锻炼的目的是促进下肢血液循环、恢复肌肉张力、预防肿胀及血栓的形成。功能锻炼包括:

1. 踝泵运动　通过踝关节的运动,像模拟泵一样促进下肢血液循环和淋巴回流,是简单易行、效果显著的下肢功能锻炼方法(图7-6)。

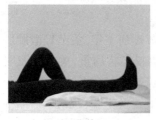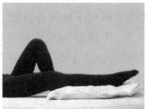

A. 背伸　　　　　　　　　B. 跖屈

图 7-6　踝泵运动

(1) 方法

1) 背伸:患者平躺或坐在床上。下肢伸展,大腿放松,缓缓勾起脚尖,尽力使脚尖朝向自己,至最大限度时保持10秒。

2) 跖屈:脚尖缓缓下压,至最大限度时保持10秒,然后放松。

（2）注意事项，

1）下肢手术麻醉消退后就可以早期进行练习（踝关节术后、足部有石膏固定除外）。

2）根据患者病情可遵医嘱进行锻炼每日 300~500 次，可以分组分次锻炼。

3）锻炼时强度应逐渐增加，循序渐进。若运动导致疼痛加重，炎症加重可遵医嘱减少练习的时间和次数或停止锻炼。

2. 股四头肌等长收缩　等长收缩是指肌肉在收缩时，肌肉的长度不变，不会产生关节的运动，只是肌肉内部张力增加。因为肢体和关节不用动，等长收缩又称静力性收缩，是最常用的手术后早期的肌力练习。

（1）方法：患者仰卧或者坐在床上，患肢伸直平放在床上。大腿肌肉尽可能大的力度绷紧肌肉 5 秒，再放松为 1 次。

（2）注意事项

1）锻炼时应该患侧和健侧同时进行，此为交叉效应。

2）根据患者病情遵医嘱每日锻炼 300~500 次，可以分组分次练习。

3）锻炼应循序渐进，量力而行。若感到疲劳或疼痛加剧应减小力度或暂停锻炼。

3. 直腿抬高

（1）方法：患者平躺在床上，双腿伸直，大腿的肌肉收紧绷直，将下肢抬离床面成约 45°，维持约 10 秒再缓慢放下，根据患者病情遵医嘱每日锻炼约 200 次，可以分组分次练习（图 7-7）。

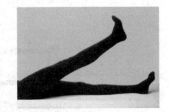

图 7-7　直腿抬高

（2）注意事项

1）锻炼时应尽最大力量抬高，避免膝关节弯曲。

2）锻炼时应取平卧位，抬高时，踝、膝关节均应离开床面。

3）锻炼应循序渐进，持续进行。若出现疼痛加剧，应遵医嘱减少锻炼次数或暂停锻炼。

4. 屈膝（图 7-8）

（1）方法

1）坐位屈膝（适用范围 0°~95°）：患者坐于床边，膝以下悬于床外，放松大腿肌肉，使小腿自然下垂至极限处，保持约 10 秒。

2）卧位屈（抱）膝（适用范围角度大于 100°）：患者仰卧于床上，大腿垂直于床面，可双手抱腿固定，放松大腿肌肉，使小腿自然下垂至极限处，保持约 10 秒。

（2）注意事项

1）根据病情和屈曲角度，遵医嘱选择适当的屈膝方法。

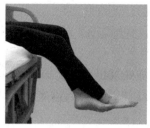 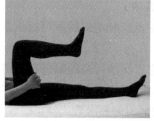

A. 坐位屈膝　　　　　　　　　B. 卧位屈膝

图 7-8　屈膝

2）锻炼过程中不得反复屈伸，防止患肢肿胀。

3）锻炼应循序渐进，若出现不适症状应及时告知医护人员，给予对症处理。

5. 助行器

（1）评估助行器：各个部件齐全，高度适宜（扶手高度平齐股骨大转子，肘关节向内屈 25°~30° 为最佳）（图 7-9）。

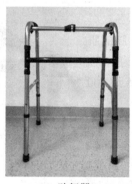 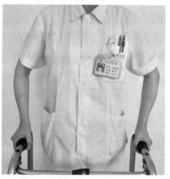

A. 助行器　　　　　　　　　B. 肘关节角度

图 7-9　助行器及肘关节角度

（2）方法

1）站起：①患者坐在椅子或床边，身体置于助行器的中心位置，将助行器置于身前约一步的距离。②双手握紧扶手，患侧肢体向前，迈约一步的距离。③重心向上向前移动，双手支撑扶手，慢慢站起。④健侧肢体向患侧肢体靠拢，身体站稳（图 7-10）。

2）坐下：①椅子或床位于患者身后约一步的距离，身体置于助行器的中心位置。②双手握紧扶手，健侧肢体向后，迈约一步的距离。③重心向下向后移动，双手支撑扶手，慢慢坐下。④患侧肢体向健侧肢体靠拢，身体坐稳（图 7-11）。

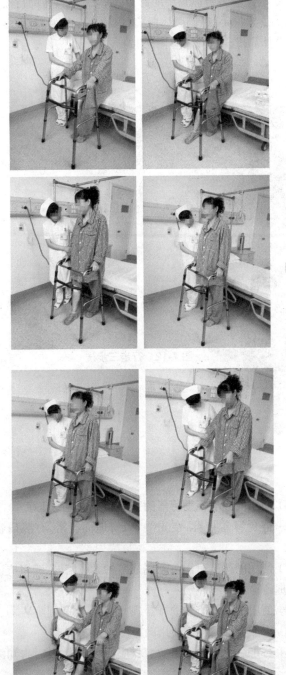

图 7-10　站起四步法

图 7-11　坐下四步法

3) 行走:①双手握紧扶手,患者将身体置于助行器的中心位置,将助行器置于身前约一步的距离。②双手支撑扶手,患侧肢体向前,迈约一步的距离,重心向前移动。③健侧肢体向患侧肢体靠拢,身体站稳(图7-12)。

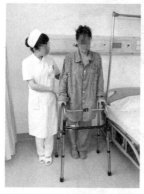
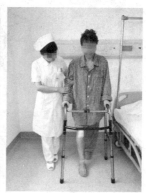

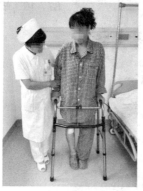

图7-12　行走三步法

（3）注意事项

1) 使用前应确保助行器的完好和安全性能良好。

2) 避免穿着拖鞋,在光线不足,地面湿滑,有障碍物时行走。

3) 使用助行器时需有家属或陪护人员陪同,练习应该循序渐进。

4) 使用中不要倚靠助行器,避免助行器翻倒。

5) 上下楼梯时不宜使用助行器。

6) 行走过程中如有不适症状应立即停止,及时告知医护人员给予对症处理。

（孙荣荣）

交替更"膝",
迈向全新

挺起脊梁，远离腰痛

一、导入案例

陈某，33岁，某公司职员，每日面对电脑需工作10个小时以上，最近出现腰痛，清晨起床时腰痛明显并伴有左下肢疼痛，呈酸胀样疼痛，走路或站着时疼痛明显，平卧时疼痛有明显缓解，翻身活动无明显困难。陈某门诊就医，被诊断为腰4、5椎间盘突出症，为了解除神经根压迫，需行手术治疗。经微创手术治疗后，陈某顺利康复出院。

李某，50岁，长途货运司机。在一次卸装货物时，李某弯腰搬货物时腰闪了一下，一时直不起身来，以为扭到腰了，坐下来休息片刻后仍未缓解，需躺着休息才行。李某被送到医院进行检查，自述其实数年前早已出现腰痛，最近左大腿后方出现疼痛数月，想着是自己最近过于劳累，未引起足够重视，被诊断为腰椎间盘突出症。

陈某和李某为什么都会腰痛缠身，甚至影响到不能行走？是什么原因导致腰痛加剧，而且都伴有下肢疼痛？一旦发生腰椎间盘突出症我们该如何理性对待？在日常生活我们该如何预防腰痛发生？本文介绍腰椎间盘突出症的相关知识。

二、概述

1. 定义　腰椎间盘突出症是指由于腰椎间盘退行性变，在外力因素作用下，纤维环破裂，髓核突出，刺激或压迫神经根或马尾神经引发腰腿痛等一系列临床症状，是腰、腿痛常见的原因之一。腰椎间盘突出症以腰4、5和腰5骶1椎间盘发病率最高，约占95%。

2. 病因　腰椎间盘突出症诱发因素包括外在因素和内在因素。外在因素主要表现在患者腰椎间盘受到外力刺激或其他作用下所致突出，如坐姿不正确、运动方式错误、长期震动、腹压增加或是突然腰部负荷过重等。内在因素则主要是腰椎间盘退行性变，或者椎间盘本身存在弱点而导致腰椎间盘突出症的发生。在临床上大多数腰椎间盘突出症是内外在因素共同作用所导致的结果。

3. 分型　根据病理变化、CT和MRI检查可分为以下几型：①膨隆型，一般经保守治疗可治愈或缓解症状；②突出型，髓核突出压迫椎管伴随神经根症状，需通过手术治疗；③脱垂游离型，此型不单有神经根症状，少数伴随马尾神经综合征，表现为大小便功能障碍，需进行限期手术治疗；④Schmorl结节型，一般只有腰痛不伴有神经根症状，多不需要手术治疗。

4. 临床表现　①腰痛：腰椎间盘突出症患者最早症状为腰痛，主要表现为下腰部及腰骶部,疼痛形式多为持久性钝痛。②坐骨神经痛:绝大多数患者是腰4、5和腰5骶1间隙突出,常伴随有坐骨神经痛。典型坐骨神经痛是沿下腰部向臀部、大腿后方放射至小腿外侧直到足部,放射痛的肢体多为一侧,仅极少数患者可出现双下肢症状。③马尾神经综合征:正后方突出的髓核或脱垂、游离椎间盘组织压迫马尾神经,则会导致大、小便障碍,会阴和肛周感觉异常。严重者可出现大小便失禁及双下肢不完全性瘫痪等症状,临床上较少见。

5. 治疗方法 包括保守治疗与手术治疗。保守治疗包括卧床休息、牵引、理疗、推拿等;手术治疗则通过开放或微创手术方式,解除病变组织对神经根的压迫,置入内固定材料,维持脊柱稳定性。

三、案例分析

陈某,工作时长期久坐,腰椎经常承受最大压力,随着年龄增长,椎间盘开始出现退行性变,长时间久坐及不良的坐姿,易引起腰痛发生,如不引起重视,易发展成腰椎间盘突出症。据统计:80%的人一生中都有过不同程度腰痛发生,其中有10%最终接受手术治疗。

李某,长途货运司机,长期颠簸震动导致腰椎间盘的纤维环破裂,髓核突出压迫神经根,患者对疾病知识欠缺,在已有症状下,采用不正确方法搬运货物,而导致腰痛加剧。如果李某知道长期震动容易诱发腰椎间盘突出症,在早期采取干预措施,如在座椅腰背部增加靠枕、搬运货物时采取屈髋屈膝、重物靠近身体等省力方法,可以减轻腰痛症状的加重。

四、健康教育

在日常生活中,采取正确的生活方式与适当体育锻炼可以减少腰椎间盘突出症发生。预防措施包括:

1. 起居安排合理 工作生活中劳逸结合,合理利用人体力学原理,正确搬运物品(图7-13),避免弯腰提重物;纠正不良姿势,采取正确睡、坐、立、行姿势。

2. 选择合适床垫,不能过硬或过软。睡姿采用仰卧位时膝下垫枕,侧卧位时屈腿侧卧为宜(图7-14)。

3. 注意腰部防寒保暖,尤其是冬春季节,长期弯腰工作者可佩戴腰围保护腰部(图7-15)。

4. 避免久坐和长时间开车。坐着时腰背部垫枕,定期活动腰部。

5. 适当参加体育锻炼 游泳、瑜伽、太极、行走等运动可加强腰背肌及腹部核心肌群力量。临床上常采用五点支撑法(图7-16)和飞燕点水法(图7-17)。

(1)五点支撑法:取平卧位,用头、双肘、双脚支撑,臀部抬离床面,缓慢放下,如此反复,每组50次,每日2~3次。

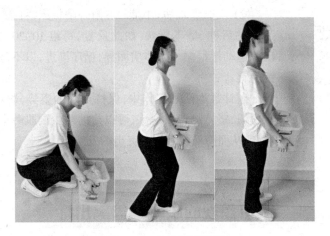

图 7-13 正确搬运物品

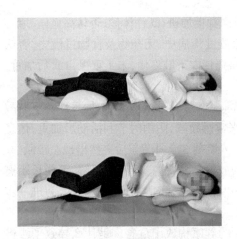

图 7-14 正确睡姿

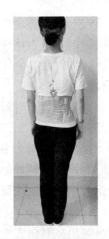

图 7-15 佩戴腰围保护腰部

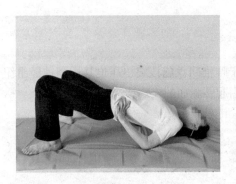

图 7-16 五点支撑法

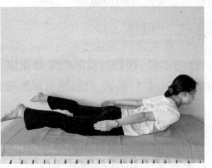

图 7-17 飞燕点水法

挺起脊梁，
远离腰痛

（2）飞燕点水法（小燕飞）：俯卧硬板床，将头、双上肢、双下肢往后伸，呈飞燕状，如此反复，每组 10~20 次，每日 2~3 次。运动量根据个人体质而异，循序渐进，以不感到疼痛、疲劳为宜。

在日常生活和工作中，保持正确的姿势，避免不良的生活习惯，坚持腰背肌锻炼，可以帮助减少腰肌劳损，减缓脊柱退变，从而降低腰椎间盘突出的发生。

（王　莹）

不可忽视的腰椎间盘突出症

一、导入案例

张先生，39 岁，程序员。自述一直以来熬夜加班，既往体健，否认高血压、冠心病、糖尿病等慢性病史，否认传染病及家族性疾病史，无药物及食物过敏史，否认手术、创伤及输血史。近 2 个月，张先生腰痛伴左下肢疼痛，未予重视，3 日后加重，继续工作，由他人背送入院。

王先生，男，45 岁，汽车修理工（经常弯腰），腰背部酸痛 3 年，加重伴左下肢酸痛麻木 3 个月，门诊入院。王先生 3 年来常感腰酸，阴雨时节和活动后加重，休息后稍缓解，未引起重视亦未行相关治疗。入院前 3 个月劳累后突然出现左腰骶部、臀后部、大腿后外侧、小腿外侧至跟部的放射性痛，休息后不能缓解，不能长距离步行。于外院行牵引、推拿、骶管注射等保守治疗，病情未见明显好转，为进一步治疗转院。

腰椎间盘突出症对张先生和王先生的健康构成了危害。是什么导致了腰椎间盘突出症？腰椎间盘突出症会出现哪些症状？我们又该如何预防？本文就来介绍腰椎间盘突出症的预防。

二、概述

1. 定义　腰椎间盘突出症是指由于腰椎间盘髓核突出压迫其周围神经组织而引起的一系列症状，是临床上常见的引起腰腿痛的疾病。

2. 分类

（1）根据髓核的病理阶段分类

1）突出前期：髓核因退变和损伤可变成碎块状物，或者呈瘢痕样结缔组织，变性的纤维环变薄变软而产生裂隙。

2）突出期：当椎间盘承受压力增加时，退变髓核可从纤维环薄弱处或破裂处突出。

3）突出晚期：椎间盘突出物纤维化或钙化，椎间盘变性，纤维环皱缩，椎间隙变窄。

（2）根据髓核突出的形态分类

1）突出型（隆起型）：突出物多呈半球状隆起，表面光滑。

2）脱出型（破裂型）：突出物不规则，呈碎片状或菜花样，常与周围组织粘连。

（3）游离型：常因纤维环完全破裂，髓核碎片经破裂处突出，游离到后纵韧带下并进入椎管。

3. 临床表现

（1）腰部疼痛：腰痛是大多数本症患者最先出现的症状，多为刺痛，常伴有麻木、酸胀的感觉，少数患者只有腿痛而无腰痛。

（2）下肢放射痛：任何使腹压增加的因素，如咳嗽、用力排便、大笑、喷嚏、抬举重物等，都容易诱发腰腿痛，或者使已发生的腰腿痛加重。

（3）腰部活动受限：如纤维环未完全破裂，腰椎取前屈、后伸位置受限。

（4）脊柱侧凸：这是腰椎间盘突出症患者为减轻疼痛所采取的姿势性代偿畸形。

（5）间歇性跛行：腰椎间盘突出症发生的跛行多为间歇性，即行走一段距离后出现下肢疼痛、无力，弯腰或蹲下休息后症状可缓解，仍能继续行走。随着时间的推移，症状缓慢加重，站立时间或行走距离逐渐缩短。行走距离越短，病情越重。

（6）感觉麻木：大腿外侧是常见的麻木区域，当穿衣裤接触时可以有烧灼感，长时间站立可加重麻木感。

（7）马尾神经症状：可出现会阴部麻木、刺痛，大小便功能障碍。严重者可出现大小便失禁及双下肢不完全性瘫痪。

4. 病因　本病的主要病因是在椎间盘退行性病变的基础上，某种可诱发椎间压力突然升高的因素作用于椎间盘，使原已变性、薄化的纤维环破裂，髓核突出或脱出。常见诱因包括：

（1）腹压增高，如剧烈咳嗽、屏气、用力大便等。

（2）腰部姿势不良，如弯腰体位，尤其同时进行腰部扭转时。

（3）突然腰部负荷增高引起髓核突出甚至脱出。但是真正由明确外伤导致的腰椎间盘突出症相对不多。

三、案例分析

张先生因为工作需要，久坐，长期压迫腰椎间盘。结合影像学检查，其第4、5

腰椎间盘突出导致了腰痛伴左下肢麻木的症状,并导致第4、5腰椎棘突有压痛、腰椎活动受限;髓核突出压迫周围神经,导致左下肢疼痛;疼痛未予重视进而加重了病情,无法进行自主活动。如果张先生出现腰痛症状就及时就医,改正生活习惯,可能就不会造成腰痛加重的后果。

　　王先生45岁,其腰椎在退行性病变的基础上因长期弯腰过度劳累,使原已变性薄化的纤维环破裂,髓核脱出。结合影像学检查,其病变部位是第4、5腰椎及第1骶椎椎间盘,故多有腰痛和坐骨神经痛。如果王先生在腰背部疼痛早期就入院就诊、积极配合医疗,或许结局就会不同(图7-18)。

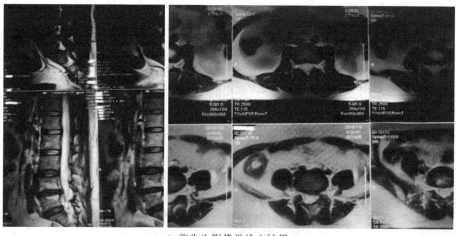

A. 张先生影像学检查结果

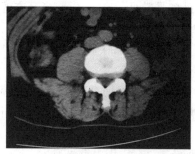

B. 王先生影像学检查结果

图 7-18　影像学检查结果

 四、健康教育

　　合理的预防可降低腰椎间盘突出症的发生率。预防措施有:

1. 需注意平时站、坐、行和劳动姿势(图7-19),如不要跷二郎腿及蜷缩坐姿,尽量少穿高跟鞋,不要弯腰负重,不要过度扭转腰部,避免久坐,减少慢性损伤的发生。

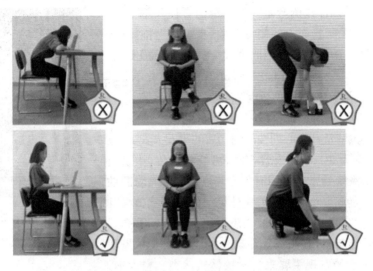

图 7-19 正确姿势

2. 坚持锻炼,尤其加强腰背肌及腿部肌肉的锻炼,如五点支撑法及"小燕飞",增加脊柱的稳定性。

3. 平时坚持做保健操,这是预防职业性及慢性损伤的良好方法。

4. 积极进行适当的体育锻炼,增强体质,注意防寒保暖。

5. 加强营养,调节饮食,多食含有钙,维生素多的食物,保持大便通畅,保持良好的心境。

不可忽视的腰椎间盘突出症

(韩　丹)

关注青少年特发性脊柱侧弯

一、导入案例

小丽是一名14岁的女孩。2年前其家属偶然发现她背部不对称、高低肩,认为是平时坐姿不正确引起的,未引起重视,一直未接受任何治疗。近半年小丽症状逐渐加重,来医院就诊后被诊断为青少年特发性脊柱侧弯。

什么是青少年特发性脊柱侧弯?它有哪些危害?如何能够做到"早发现""早

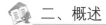

干预"？本文介绍青少年特发性脊柱侧弯的相关知识。

二、概述

1. 定义 脊柱侧弯是一种三维的脊柱和躯干扭转异常，包括在冠状面上的侧方弯曲，水平面上椎体旋转和矢状面上脊柱正常生理曲度改变。青少年特发性脊柱侧弯（adolescent idiopathic scoliosis, AIS）是脊柱侧弯中最常见的类型（图7-20）。

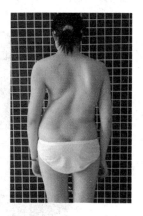

图 7-20 青少年特发性脊柱侧弯

2. 发病特点 青少年特发性脊柱侧弯是继视力异常、肥胖、包茎及社会心理性问题之后的第五大青少年疾病，发病率为2%~3%，女性多见，可能和遗传、激素、神经内分泌系统异常等原因有关。其症状表现有隐匿性，患者很少能察觉到不适，尤其是年纪偏小、轻度脊柱侧弯的患者（Cobb 角 <40°）。当患者出现双肩不等高、一侧肩胛骨隆起、骨盆倾斜等外观改变时，才可能被发现。一部分患者的发现主要来自学校体检普查。患者本人可能只会感受到久坐或站后腰部无力、背部肌肉紧张等不典型症状。早期、轻度AIS 患者的脊柱畸形很可能在患者毫无察觉下的情况下进展。而 AIS 诊断较晚时，可能失去保守治疗的机会，如需行手术治疗会大大增加手术风险、手术并发症等。

3. 临床表现 双肩不等高，剃刀背畸形。肩胛骨隆起，胸廓肋骨隆起，腰部椎旁肌隆起，骨盆倾斜，双下肢不等长，背部疼痛。严重的脊柱侧弯还会引起心肺功能异常。

4. 危害

（1）疼痛：脊柱变形易导致肩背部、腰部顽固性疼痛，严重者甚至出现神经受损、神经受压、肢体感觉障碍、下肢麻木、大小便异常等症状。

（2）影响女孩胸部发育。对女孩来说，脊柱侧弯会导致双侧乳房发育不均匀、一侧肋骨突出。

（3）影响心肺功能。脊柱侧弯发生在胸腰段居多，弯曲严重者会导致胸廓旋转畸形和容积下降，影响心肺发育而出现心慌、气促。

（4）影响生育。脊柱侧弯会伴随高低肩和骨盆不正，以及双下肢不等长，女性骨盆倾斜变形，导致胎儿的形成和成长环境异常。

（5）影响青少年心理健康。产生自卑、羞涩、恐惧的心理。

5. 治疗 根据青少年侧弯的严重程度，有三种阶梯治疗方法可供选择：

第一种：25°以内的特发性脊柱侧弯，或者是医生评估认为弯曲度数增加的风险小，一般可以采用观察疗法。根据具体情况可以每3~6 个月复查站立位的 X 线，同时还可以采用一些运动疗法及手法治疗等。

第二种：25°~45°的特发性脊柱侧弯，最适合采用支具治疗（图 7-21）。每 3~6 个月复查站立位的 X 线，同时应关注支具佩戴的依从性。

第三种：超过 45°的特发性脊柱侧弯，或者是角度加重较快、以上保守治疗无效的患者，通常需手术治疗。

三、案例分析

小丽及家属为什么没有足够重视？其实，这里还存在着一些误区。

误区一：很多孩子和家属对青少年特发性脊柱侧弯缺乏了解，认为由于孩子坐姿不正、书包太重等原因导致后背弯曲很正常，严重了再治也来得及。这是错误的，"早发现""早干预"，侧弯才会得到及时控制。

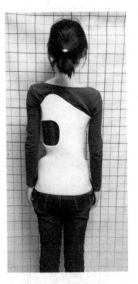

图 7-21　支具治疗

误区二：很多家属认为轻度弯曲不碍事，等到长大了自然就稳定了，或者认为脊柱侧弯应该尽量等到孩子长大，骨骼成熟了甚至成年再做手术更好。这样的误区是非常有害的。实际上，孩子在 0~5 岁以及青春期 11~15 岁，这两个人生中最重要的生长发育高峰期，脊柱侧弯会发展非常快，一年时间弯曲就能增加 5°~10°。而脊柱侧弯治疗的最佳时机是骨骼成熟前，延误了可能给孩子造成一生的遗憾和痛苦，如进展成非常严重的脊柱畸形，导致下肢无力甚至瘫痪等，所以治疗越早，效果越好。

四、健康教育

那么，生活中如何对孩子进行正确、快速的自我筛查？家属们可以在给孩子洗澡或是游泳的时候观察他们的身体。

第一，观察双肩是否对称，脊柱侧弯的孩子双肩高度可能不一致。

第二，观察双侧肩胛骨是否对称，有没有出现左右高度、形态不一致的情况。

第三，观察腰线是否对称，双手自然下垂时与腰部的距离是否一致。

第四，亚当斯（Adams）身体前屈试验。具体的方法：使患者背向检查者，身体前屈，双肘关节自然下垂，双手紧握，身体向前弯曲做跳水状或用手指尽量触及脚趾。如果前屈身体时，背部一侧明显隆起或躯干出现旋转，则为阳性。就像图 7-22 中的女孩，当直立时，外观畸形并不明显；而当做亚当斯前屈试验时，由于椎体旋转所导致的一侧肋骨高起就非常的明显，这也就是我们所说的"剃刀背"。

因此,对于怀疑自己孩子患有脊柱侧弯的家属,如果在孩子站立时难以判断,最好让孩子做一个标准的亚当斯身体前屈试验,如果发现异常,则应及时带孩子来医院进一步确诊。

青少年特发性柱侧弯早期筛查发现、早期处理可大大降低手术率,改善患者生活质量。

关注青少
年特发性
脊柱侧弯

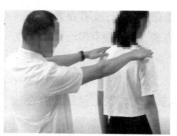

A. 观察双肩是否对称

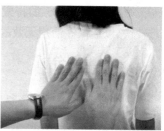

B. 观察双侧肩胛骨是否对称

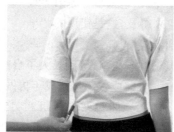

C. 筛查步骤——观察腰线是否对称

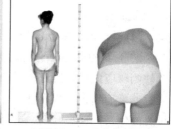

D. 亚当斯(Adams)身体前屈试验

图 7-22　筛查步骤

(付玲玲)

你的颈椎保护好了么

一、导入案例

赵女士,40 岁,自述平时体健,长期从事会计工作,低头伏案时间较长,于某日清晨睡醒后觉得颈部不适,去医院就诊。医生诊断为神经根型颈椎病,建议急性期卧床休息,口服止痛药。赵女士口服止痛药后,觉得症状有所缓解,但是并没有休息,继续上班工作,症状越来越重,来医院就诊,配合影像学检查后,被建议手术治疗。

吴先生,38 岁,既往体健(无合并症)喜好睡高枕头,自觉"高枕无忧"。近期吴先生出现颈部不适伴有右上肢疼痛加剧,无法入睡,而且偶尔出现头晕现象。来医院就诊,医生让其进行影像学检查,服用止痛药。吴先生配合检查后,收入院手术治疗。

赵女士和吴先生为什么会需要手术? 颈椎病是一出现症状就需要手术治疗么?当然不是,颈椎病是退行性的病变,大多数颈椎病都是不需要手术治疗的,只有严重的影响生活质量,经长期正规、系统的非手术治疗无效的才需要手术治疗。所以保护好颈椎,养成良好的生活习惯,是预防颈椎病的重要的方法。

二、概述

1. 定义　颈椎病是颈椎椎间盘的退行性改变及其继发的相邻结构病理改变累及周围组织结构(神经、血管等)并出现与影像学改变相应的临床表现的疾病。

2. 分类　颈椎病可以分为颈型、神经根型、脊髓型和其他型。其中其他型涵盖既往分型中的椎动脉型、交感型颈椎病。

3. 临床表现　早期的临床表现有颈椎病患者的头、颈、肩、背、手臂酸痛,颈脖生硬,活动受限。颈肩酸痛可放射至头颈部和上肢,有的伴有头晕、"房子旋转"。患者伴有厌恶吐逆,卧床不起,少量可有晕厥、猝倒。颈椎病的临床症状与病变部位、组织受累程度与个体差异有一定的关系。

4. 病因　中老年人、睡眠体位不佳者、坐姿不当者易患。

三、案例分析

赵女士,40岁,自述平时体健,长期从事会计工作,低头伏案时间较长,于某日清晨睡醒后觉得颈部不适,去医院就诊。医生诊断为神经根型颈椎病,建议急性期卧床休息,口服止痛药。赵女士口服止痛药后,觉得症状有所缓解。但是并没有休息,继续上班工作。赵女士长期低头伏案工作本身就是颈椎病的诱发因素,再加上急性期没有定时休息,造成症状加重,最终需要手术治疗。

吴先生,38岁,平时喜好睡高枕头。其实这是一个不好的习惯,这个习惯其实已经改变了颈椎的正常生理弯曲。长此以往,就会使颈部的肌肉疲劳性损伤,产生痉挛、炎症等,并将出现颈肩酸痛、手麻、头晕等症状。吴先生的这个不良习惯,是造成落枕和引起颈椎病的常见原因之一。

四、健康教育

预防颈椎病的发生,措施有:

1. 建立良好的生活方式,合乎生理要求的生活和工作体位是防治颈椎病的基本前提,应避免高枕、长时间低头等不良习惯。

2. 注意颈椎的保暖。

3. 避免长时间的低头。

4. 加强锻炼,增强体质。

5. 充足睡眠,纠正错误睡姿。

6. 防止颈椎损伤。

7. 防止颈部出现外伤。

8. 介绍一套简单易学的颈椎操(图 7-23)。

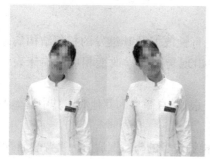
A. 左顾右盼

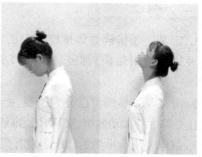
B. 前后点头

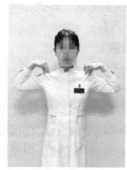
C. 旋肩舒颈

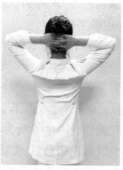
D. 头手对抗

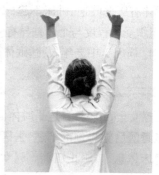
E. 双手托天

图 7-23 颈椎操方法

第 1 节,左顾右盼:头部向左旋转,幅度宜大,以自觉酸胀为好,30 次。

第 2 节,前后点头:头向前后,前俯后仰时颈椎尽量拉长,30 次。头左—前—右—后旋转 5 次,再反方向旋转 5 次。

第 3 节,旋肩舒颈:双手置两侧肩旁,掌心向下,两肩先由后向前旋转 30 次,再由后向前旋转 30 次。

第 4 节,头手对抗:双手交叉紧贴颈部,双手顶头颈,头颈向后用力,互相抵抗 5 次。

第 5 节,双手托天:双手上举过头,掌心向上仰视手背 5 秒。

小贴士

举头望明月，
颈椎在微笑，
低头思故乡，
颈椎也忧伤。

你的颈椎保
护好了么

（赵春霞）

"低头族"的隐形杀手

一、导入案例

林先生,30岁,互联网技术人员,自述平时体健,长期加班加点在电脑前工作,很少起来活动,几个月前开始出现颈部酸痛、手指麻木的症状。除去工作原因需要每日长时间使用电脑外,林先生在业余时间也手机不离手,是个名副其实的"低头族"。出现不适症状后,当时林先生也没在意,没想到最近越发严重了,疼痛甚至影响到了睡眠,遂来院就诊。经查体拍片,医生诊断为颈椎病,通过药物治疗,并配合颈部理疗,林先生症状慢慢减轻,生活、工作恢复了正常。

王女士,55岁,农民,自述3年前开始出现颈肩部疼痛,尤其在劳累后加重,休息后可缓解,曾口服中药及物理治疗,病情时轻时重,每次劳累及受凉后加重。1周前,恰逢农忙时节,王女士连续田间劳作数日后,自觉颈部酸胀疼痛加重,并向右肩部、右上肢及手腕部放射,甚至不能正常拿东西,夜间多次被痛醒,来院就诊。王女士被诊断为颈椎病,建议手术治疗,术后症状明显减轻,1周后顺利出院了。

颈椎病对林先生和王女士的健康构成了威胁,颈椎病如何导致上肢麻木、无法持物,严重影响他们的正常工作、生活?我们该如何去应对?本文介绍颈椎病及预防。

二、概述

1. 定义　颈椎病又称颈椎综合征,是由于颈椎椎间盘、颈椎骨关节及其相关的肌肉、韧带、筋膜等所发生的退行性改变及其继发改变,刺激或压迫了周围的脊髓、神经、血管等组织,由此产生的一系列临床症状和体征。如人的身体就像一台持续运转的机器,颈椎就像机器的齿轮,随着年龄的增长,齿轮之间的磨损也日益增加,久而久之,机器会出现一系列的问题。

2. 分类　颈椎病分为脊髓型颈椎病、神经根型颈椎病、椎动脉型颈椎病、交感神经型颈椎病,其中神经根型颈椎病最为常见。颈椎病发病率随着年龄的增加而显著提高,但是近年来有年轻化趋势。

3. 临床表现　颈椎病的临床表现较为复杂,主要有颈部疼痛、上肢无力、手指发麻、下肢乏力、行走困难、头晕、恶心、呕吐,甚至视物模糊、心动过速及吞咽困难等。不同分型的颈椎病,临床表现也有所不同。脊髓型颈椎病主要表现为下肢无力、步态笨拙、踩棉花感;神经根型颈椎病主要表现为上肢疼痛、麻木;椎动脉型颈椎病主要表现为头昏、恶心、呕吐;交感神经型颈椎病的表现多种多样,主要表现为头晕、眼花、耳鸣、手麻、心动过速、心前区疼痛等一系列交感神经症状。

4. 病因　造成颈椎病发病的主要因素有颈椎退行性改变、慢性劳损和外伤等。颈椎退行性改变是颈椎病发病的主要原因,其中椎间盘的退行性变化是颈椎病发生发展中最基本和最关键的基础;慢性劳损包括不良睡姿、枕头过高、长期低头、伏案工作、不适当的体育锻炼等;外伤包括颈部遭受直接暴力伤害等。

三、案例分析

林先生因为长期在电脑前工作,很少起来活动,加上业余时间手机不离手,开始出现颈部酸痛、手指麻木的症状,实则是患上了颈椎病。林先生出现不适症状后,并没在意,依旧保持不良的姿势,长期在电脑前工作,导致病情越发严重了,就医后经保守治疗症状明显减轻。但若林先生能及早意识到长期低头的危害,工作之余适当进行颈部活动,颈椎病的发病率会大大降低。

王女士 3 年前开始出现颈肩部疼痛,休息后尚可缓解,农忙时节连续田间劳作数日后颈部酸胀疼痛加重并向右肩部、右上肢及手腕部放射,不能正常持物,手术后康复出院。如果能在发病之初就引起重视,及时就医,或许能避免病情进一步加重至严重影响工作和生活的程度。

四、健康教育

合理的预防可降低颈椎病的发生,防止颈椎病进一步恶化。预防措施有:

1. 坐姿要正确　为了尽可能避免长时间伏案工作带来的伤害,上班族一定要保持正确的坐姿。上身挺直,收腹,下颌微收,两下肢并拢,放松肩部肌肉,调整办公桌的高低,保证手能与键盘平行。

2. 适当活动　伏案工作一段时间之后,要适当地活动颈椎,每间隔半个小时或 1 个小时可站起来放松颈部,做颈部保健操。具体做法如下(图 7-24):

叉手暖颈:双手交叉置于颈部,左右轻缓摩擦颈部,30 次。

左顾右盼:头先向左后,再向右后转动,幅度宜大,以自觉酸胀为好,30 次。

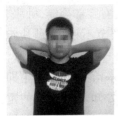
A. 叉手暖颈

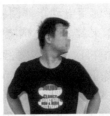
B. 头向左后转动

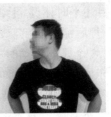
C. 头向右后转动

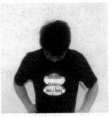
D. 头向前俯

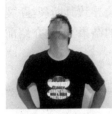
E. 头向后仰

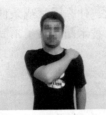
F. 右手拍左肩

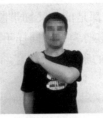
G. 左手拍右肩

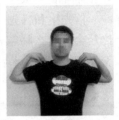
H. 旋肩舒颈

图 7-24　颈部保健操

低垂高举：头先前再后，前俯时颈项尽量前伸拉长，30 次。

节拍互搏：右手轻拍左肩颈部，左手轻拍右肩颈部，30 次。

旋肩舒颈：双手置于两侧肩部，掌心向下，两臂先由后向前旋转 20~30 次，再由前向后旋转 20~30 次。

3. 选用适合自己的枕头　应选择保持颈椎的生理前凸高度的枕头，仰睡时枕头的高度为拳头的高度，侧睡时和肩部一样高，同时应软硬适中、弹性好、透气性强。

"低头族"的
隐形杀手

（张　萍）

膝关节稳定保护者

一、导入案例

信先生，29 岁，自述平时体健，于某日体育活动时摔伤致右膝部疼痛、肿胀、活动受限，经休息后不见缓解，到医院就诊。MRI 示右膝关节积液，前交叉韧带断裂。经手术治疗及术后系统健康教育指导和定期随访，半年后，信先生基本恢复如初，能从事正常体育运动。

131

　　韩先生,35岁,自述平时体健,于2年前骑电动车摔倒后右膝部疼痛、肿胀、活动受限,休息1个月后症状缓解。2年来韩先生自感膝关节不稳,不敢快跑快停、做跳跃等动作,3个月前活动时不慎再次扭伤右膝,致右膝部疼痛、肿胀,到医院就诊。MRI示右膝前交叉韧带陈旧断裂。经过手术治疗后韩先生即要求出院,医护给予术后健康宣教及康复锻炼计划单,并告知术后康复的重要性。韩先生术后1个月来院复查时,股四头肌萎缩,关节屈曲受限,不能满足正常生活需要。

　　信先生和韩先生都是前交叉韧带断裂,什么因素或条件会导致其断裂?断裂之后会有什么临床表现?为什么同样手术技术却带来了不同的结果?本文介绍前交叉韧带及断裂术后的康复健康教育。

二、概述

　　1. 定义　前交叉韧带(anterior cruciate ligament,ACL)是膝关节内较为重要的韧带之一,起自股骨外侧髁内侧面,止于胫骨髁间嵴前部,主要维护膝关节的前向稳定和旋转稳定性。ACL断裂是膝关节最常见的运动损伤之一,多数患者选择手术治疗,手术治疗后的康复对恢复膝关节的稳定性及预防骨性关节炎十分重要(图7-25)。

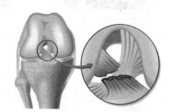

图 7-25　前交叉韧带断裂

　　2. 分类　前交叉韧带断裂分为急性(受伤3周以内)、亚急性(受伤3周至3个月)、陈旧性(受伤3个月以上)三种类型。

　　3. 临床表现

　　(1)膝关节疼痛和不稳:患者主诉受伤时有关节撕裂感,疼痛剧烈,随后即不能参加常规体育运动,不能站立行走,感觉关节不稳。

　　(2)膝关节肿胀功能受限:损伤后关节腔积血较多时肿胀明显。患肢保持在屈曲位,拒绝帮助扶持,伤侧膝关节伸屈活动明显受限。

　　如有以上表现,应尽快就医。

　　4. 病因

　　(1)膝关节内外翻损伤:在运动时膝部被猛力碰撞或在凌空跃起落地时一足边缘着地,重心倾斜,使膝关节处于内翻或外翻位遭受暴力造成。

　　(2)膝关节过伸损伤:膝关节伸直位,胫骨上端接受暴力后突然后移造成。

　　(3)膝关节屈曲损伤:当膝关节处于屈曲位时,小腿的后方如突然受到暴力打击造成。

　　前交叉韧带断裂后第1周即开始退行性变,3~6个月后在关节液的侵蚀和自身缺血中多数逐渐溶解而不复存在。

三、案例分析

信先生于体育活动时不慎摔伤致右膝部疼痛、肿胀、活动受限,经休息后不见缓解,遂到医院就诊。经过手术治疗后,信先生为了能够重新从事体育运动,积极配合术后康复锻炼,认真按照医护制订的康复计划单进行术后康复,循序渐进,最终恢复如初。

韩先生骑电动车摔伤致右膝部疼痛、肿胀、活动受限,缺乏对疾病的认知,受伤后未到医院做系统检查,在家自行恢复,效果不好,直至再次扭伤右膝部后才到医院就诊,本身已经耽误手术最佳时机。经过手术治疗后患者对术后康复不够重视,没有及时按照指导进行康复锻炼,导致肌肉萎缩,关节屈曲受限。若韩先生在受伤后能够及时就医,科学诊断,积极配合医生进行手术治疗及术后康复锻炼,或许结局就会不同。

四、健康教育

1. 术后患肢体位,术后患肢佩戴支具保持膝关节伸直位。

2. 术后饮示指导,指导患者进食含钙丰富的食物,如骨头汤、牛奶、鸡蛋、黄豆制品等,防止骨质疏松,促进康复。

3. 膝关节的功能锻炼是健康教育的主要内容,现将患者功能锻炼分为以下几个阶段(图7-26):

(1) 手术当日:麻醉消退后,开始行踝泵运动(勾起脚尖,保持5秒,绷直脚背,用力向下踩,保持5秒),可以收缩肌肉,促进血液循环;并尝试进行股四头肌收缩练习,用力收缩大腿前侧肌肉5秒后放松2秒,防止肌肉萎缩。

(2) 术后1~3日:术后24小时,可扶双拐,脚不着地行走(仅限大小便时);在踝泵运动和股四头肌收缩锻炼基础上,进行腘绳肌(大腿后侧肌群)收缩(患肢用力向下压所垫枕头);尝试进行仰卧位直抬腿、侧卧位抬腿、俯卧位后抬腿练习,保持至力竭,循序渐进,量力而行。

(3) 术后4~7日:在以上肌力练习基础上,每日进行1次关节活动度练习。术后第7日屈膝达到90°。每日上、下午分别进行一次膝关节屈、伸活动(屈、伸活动需要间隔6小时以上),力所能及地达到最大被动屈膝角度。方法:坐位垂腿,坐位

术后锻炼宝典

当日踝泵股四收,
3日抬腿拄拐走,
4周之内屈伸膝,
3月之内渐行走。

**韧带断裂
治疗宝典**

韧带断裂早治疗,
术后康复很重要,
积极配合勤锻炼,
恢复运动能跑跳。

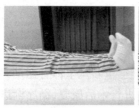 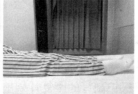 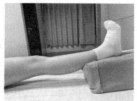

A. 踝泵运动　　　　　　　B. 股四头肌收缩

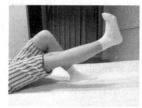 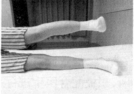 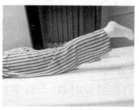

C. 直、侧、后抬腿运动

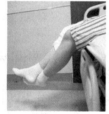 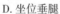 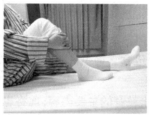 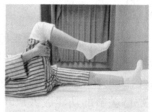

D. 坐位垂腿　　　　　E. 坐位抱腿　　　　　F. 仰卧位垂腿

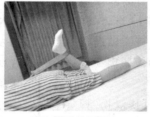  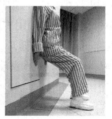

G. 俯卧位屈膝　　　　　H. 靠墙静蹲

图 7-26　膝关节的功能锻炼

抱腿,仰卧位垂腿等。每次练习后均使用冰水混合物冰敷 30 分钟。

（4）术后 1~3 周:肌力练习及关节活动度练习同上,屈膝角度术后 2 周达到 95°,3 周达到 100°。

（5）术后 4 周:增加俯卧位屈膝练习,每组 10~20 次,每日 2 组。

（6）术后 5 周~3 月:开始屈膝 20°~30° 静蹲练习;每次 2~5 分钟,间隔 5 秒,连续每组 5~10 次,每日 2~3 组;屈膝角度,术后 5 周达到 110°,6 周达到 120°。

（7）注意事项：训练中可能发生的意外有：心脑血管意外、周围组织损伤、延迟愈合或不愈合、异位骨化、功能改善不满意等。训练中出现疼痛为正常现象，若训练结束后半小时疼痛缓解，则不会造成损伤；关节的肿胀、发热为正常现象，可以通过冰敷缓解。若肿胀、发热持续严重或关节屈曲角度长期无进展，则应减少活动及训练量，及时复诊。

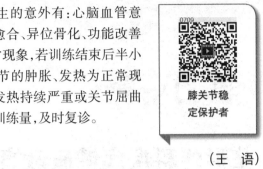

膝关节稳
定保护者

（王　语）

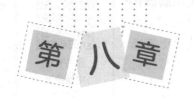

第八章

整形外科疾病健康教育

如何安全度过下颌角整形术围手术期

一、案例

王女士,26岁,去某国旅游,一时兴起做了瘦脸手术,术后未等到消肿就返回国内。近日,王女士面部消肿后发现并不是自己想要的效果,遂去医院就诊。

赵女士,28岁,因自我感觉下颌角肥大,遂去医院择期进行下颌角切除手术,手术当日午间安全返病房,生命体征良好,意识清晰,术区敷料无渗血,引流通畅。手术当日晚间时分,赵女士感觉面部有胀痛感,随时间推移,痛感加剧。医生看赵女士,发现术区血肿,立即返回手术室进行清血肿。

王女士和赵女士都做了下颌角整形术。目前医学美容技术相对成熟,她们身上究竟发生了什么?本文将揭开医美的神秘面纱,弄清如何避免并发症以及怎样能安全度过下颌角整形术的围手术期。

二、概述

1. 定义 下颌角整形术并发症是指在下颌角手术治疗过程中,发生了与其治疗行为有关的另一种或几种疾病。

2. 分类 下颌角整形术并发症主要有血肿,感染,神经损伤,未达到预期效果等。

3. 临床表现

(1) 血肿:是在术后短时间内面部出现胀痛,引流出现不畅或漏气(图8-1)。

(2) 感染:在下颌角整形术后比较少见,表现为伤口不愈合,术区疼痛未缓解。

（3）神经损伤：是在术后出现轻微的麻木。

（4）未达到预期效果：主要表现为患者对手术结果不满意。

4. 病因 血肿主要是由于术后包扎压力不够或术后引流不好。感染一般是因为血肿未及时清除，和术后恢复过程中未注重口腔卫生。造成神经损伤的因素是口内入路的手术方式，导致视野受限，主要损伤颏神经和下牙槽神经，多为牵拉伤。未达到预期效果很可能是因为术前医患双方未沟通好手术方式，或者手术过程中出现失误，造成术后效果不理想。

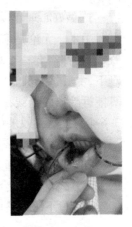

图 8-1 血肿

三、案例分析

王女士的情况明显是由于语言不通，在手术前和术者未沟通好手术方式，以及不同个体的审美角度不同，导致术后效果不理想。

赵女士自述手术当日晚间喝水时无意间牵拉到引流，未给予重视，导致引流脱落，未能及时引流出伤口渗血，以致血液在伤口处淤积、引发血肿，延长了术后恢复时间。

四、健康教育

下颌角整形术，要做好以下三点，能轻松应对下颌角整形术术后出现的问题，安全度过围手术期。

1. 选择适合自己的手术方式 不同的下颌角手术方式采取的开口方式不同，因此不同手术方式所能取得的效果也不尽相同，所以在下颌角手术方式的选取上，求美者应该结合自己的实际情况以及想获得的效果在术前与术者沟通好，选择适合自己的下颌角整形方式。

2. 注重术后护理 俗语说三分治疗、七分护理，这句话在下颌角术后护理上更显得有理有据。

首先，全身麻醉未清醒前，如发现频繁的吞咽动作，应注意伤口渗血情况，密切关注引流的量、性质、颜色和出血速度。观察患者面部有无肿胀，术区敷料有无松动（图 8-2）。

其次，术后保持口腔清洁尤为重要，一般用康复新液或是清水来漱口。

再者，由于伤口的牵拉，颞下颌关节的强直，外敷料包扎较紧，患者张口受限，以致不能正常进食，但其食欲及肠胃功能正常，因此，术后应给与高蛋白、高热量、少渣、全流食物，敷料拆除后，改为普通软食，让患者尽量张嘴咀嚼，尽早锻炼咀嚼肌和咬合关节功能。

3. 做好心理建设 下颌角整形术毕竟是一项截骨手术。无论是术前准备工作还是术后恢复过程,患者都需要一个乐观积极的心态。全方位护理下,术后 2~3 日能拔出引流,4~5 日能出院,7~10日能拆除口内缝线,一般术后 2~3 个月完全消肿,3~6 个月能看到效果(图 8-3)。

每个人都有追求美的权利,保持一种乐观的态度,到正规医院,选择合拍的医生,沟通好适合自己的手术方式,积极配合术后恢复,做到七分护理,就能安全度过下颌角整形术的围手术期,拥有属于自己的"瓜子脸"。

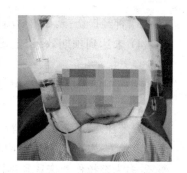

图 8-2 引流和术区敷料

如何安全度过
下颌角整形
术围手术期

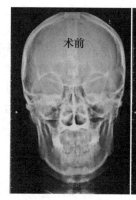

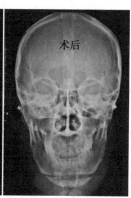

术前 术后

图 8-3 效果对比图

(张晶晶)

您家的"小鸡"还好吗

一、导入案例

患儿甲,8 岁,自述每次排尿时"小鸡"就鼓包,尿线还往一边偏,瘙痒难忍,经常用手去抓。近日,患儿"小鸡"瘙痒频繁,疼痛难以忍受,母亲带他到医院就诊,经医生检查发现,阴茎头部和包皮之间有一包脓,经过医生一系列的治疗和处理,当日就回家了。其母亲每日都按照医生的要求和指导为患儿甲护理,几日后患儿甲便恢复了正常排尿。

患者乙,27 岁,已婚,自述"小鸡"头部从来没有露出来过,排尿不畅,婚后性生活没有感觉。经医生检查发现阴茎包皮内板和龟头已经粘连,而且形成了瘢痕,必须手术剔除周围的瘢痕,而后患者乙积极配合手术治疗,几日便康复出院。

患儿丙,15岁,某日晚上,出于对性的好奇,用手将包皮撸下,不能还原,"小鸡"头部剧烈疼痛,不敢排尿。急诊入院,到医院经医生检查发现,阴茎包皮水肿,在其上缘可见到明显的狭窄环,其头部呈暗紫色。幸好来院及时,经过医生的治疗,阴茎头部保住了。

患儿甲,患者乙和患儿丙为什么会有如此遭遇,到底是何种疾病如此可怕?原来是包茎对他们的健康和正常生活构成了伤害。包茎如何导致排尿困难、尿线异常、瘙痒、疼痛、没有性感觉,这些症状又如何对他们正常生活造成困扰?我们该如何去应对?本文介绍来包茎的护理常识。

二、概述

1. 定义 包茎(phimosis)是指包皮口狭小,不能上翻漏出阴茎头。如果把阴茎比作香蕉,包皮就像是香蕉皮,既能很好地包裹阴茎,时刻保护他的安全;也可轻易脱下,方便清洗,不会藏污纳垢。而包茎,简单地讲,就是香蕉皮这层外衣的出口太紧了,"小鸡"的头部完全或部分露不出来。

2. 分类 包茎分为假性包茎、真性包茎和嵌顿性包茎(图8-4)。

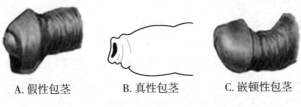

A. 假性包茎   B. 真性包茎   C. 嵌顿性包茎

图8-4 包茎分类

3. 病因 假性包茎是由于清洗不到位,导致包皮和龟头之间被包皮垢粘连在一起;真性包茎指包皮外口明显狭窄环;嵌顿性包茎指狭窄的包皮外口卡在阴茎头部,形成嵌顿。

4. 临床表现 包皮口狭小,可引起不同程度的排尿困难,尿流缓慢、细小,排尿时包皮膨起。包皮不能翻下清洗,包皮腔内积聚包皮垢,随着时间的延长,会出现瘙痒、阴茎头炎、湿疹、溃疡、异味大、尿路感染包皮粘连等。如有以上症状,应尽快就医。一旦出现嵌顿,疼痛剧烈,包皮水肿,在其上缘可见到狭窄环,阴茎头呈暗紫色,应火速就医,否则将会发生包皮和阴茎头部坏死等严重后果。

5. 常见的小儿包茎合并症

(1) 泌尿系统感染:尿频、尿急、尿痛,严重者会发展为肾盂肾炎。

(2) 包皮炎:患儿感觉生殖器瘙痒、疼痛。

(3) 包皮垢:狭小的包皮口为细菌繁殖提供了场所,形成包皮垢,引发感染,局部流脓。因反复感染阴茎局部形成瘢痕,反过来又加重了包茎,容易形成恶性循环。所以家属不能因年龄小而忽视了小男孩的包皮健康。

6. 包茎的包皮环切术方法　包茎的包皮环切术俗称套环法,根据阴茎大小选用不同套环进行手术,手术简单方便,减少了出血倾向,用时缩短。

三、案例分析

患儿甲因自己和家属平时为其清洗阴茎的时候不到位,导致包皮与阴茎的头部之间被脏东西粘连在一起,随着时间的延长,阴茎的头部一直处于潮湿的环境中,周围细菌滋生,包皮垢堆积,导致瘙痒,感染,阴茎头炎然后就医,而后积极配合医生治疗,回家后又注意清洗,从而很快恢复正常。

患者乙因先天性包皮口狭小,其家属在其儿时没有重视,未能采取任何护理措施和积极就医,在其性成熟期才发现问题的严重性,只能采取手术的方法进行治疗。如果在患者乙儿时,其父母能及时发现并积极治疗,其阴茎头畸形的概率会大大降低。

患儿丙处于青春期,因对性的好奇导致狭窄的包皮外口卡在阴茎头部,形成了嵌顿,影响了阴茎头部的血液流通,幸好其积极就医,才避免了包皮和阴茎头坏死的情况。

四、健康教育

1. 注意卫生。经常清洗阴茎,并在清洗时应将包皮翻下,清除所有的包皮垢,然后将包皮还原。

2. 真性包茎手术后,内衣裤宜宽松柔软透气,减少伤口因摩擦引起的不适。伤口保持清洁干燥,防止大小便污染。避免搔抓伤口及外力直接撞击。每日 3~4 次清洗及消毒,每次 10 分钟,每次小便后及时擦拭,术后前几日阴茎头处分泌物最为旺盛,需要增加清洁消毒的次数,避免伤口处结痂增加清洗难度,引起尿道口阻塞,造成排尿疼痛、排尿困难。若伤口处有结痂,可用红霉素眼膏外涂,软化后再轻轻拭去,不可强行擦去。以免伤口出血,可待其自然脱落。分泌物脱落后,个别患儿的包皮会有轻度水肿,数日后会慢慢消退。如果水肿较为严重,且长期不消退,应到医院进行适当处理。

3. 如遇包皮嵌顿,应立即到最近的医院就诊,由医生进行复位,然后冷敷或吃消肿药缓解疼痛和肿胀。

4. 小男生在不断生长发育过程中,看似过长的包皮实际上都是给阴茎生长预留的皮肤,千万不能切除。在小男生发育完成前(18 岁)不存在"包皮过长"的诊断。

5. 小男生在 2 岁后,家属们要仔细观察,警惕"包茎"的

您家的"小鸡"还好吗

出现。可在小儿睡着后或洗澡时,用双手交替向下推包皮,若发现包皮外口明显狭窄、粘连过重、无法推下等情况,应及时到整形外科或小儿外科就诊。

6. 除了遗传、阴茎先天发育不良外,大量脂肪堆积也会严重影响阴茎的发育。

(韩明风)

"伤人"的烦恼

一、导入案例

刘女士,28 岁,因不慎跌倒致面部外伤,因看到失血多而内心恐惧,紧急到附近医院急诊外科就诊,运用普通外科缝合方法缝合。术后因工作繁忙原因,刘女士没能进行良好地护理,术后 1 年因自感瘢痕明显遂到整形外科就诊。

张先生,27 岁,不慎摔倒磕伤致面部外伤,摔倒后无意识丧失头晕,无恶心呕吐,神志清楚,创口压迫止血,为了减少瘢痕形成,达到良好愈合效果,几经转院从普通外科遂到整形外科急诊就诊。医生诊断为额部皮肤软组织挫裂伤,行整形外科清创缝合术。

以下的内容将围绕两位患者面部受伤后的缝合方式的治疗和术后护理两大方面了解如何进行瘢痕的预防。

二、概述

1. 定义　瘢痕(scar)是各种创伤后所引起的正常皮肤组织的外观形态和组织病理学改变的统称,是人体创伤修复过程中必然的产物。瘢痕生长超过一定的限度,就会发生各种并发症,如外形的破坏及功能活动障碍等,给患者带来巨大的肉体痛苦和精神痛苦,尤其是烧伤、烫伤、严重外伤后遗留的瘢痕。

2. 分类　瘢痕种类常见有表浅性瘢痕、挛缩性瘢痕、增生性瘢痕和瘢痕疙瘩。

3. 临床表现

(1) 表浅性瘢痕:一般累及表皮或真皮浅层,皮肤表面粗糙或有色素变化,局部平坦、柔软,一般无功能障碍。随着时间的推移,瘢痕将逐渐不明显。

(2) 增生性瘢痕:外伤后或局部治疗后(如激光、电灼、化学灼伤),损伤累及真皮深层,瘢痕明显高于周围正常皮肤,局部增厚变硬。

(3) 萎缩性瘢痕:一般损伤较重,累及皮肤全层及皮下脂肪组织。表现为局部组织变薄,瘢痕坚硬、平坦或略高于皮肤表面,与深部组织如肌肉、肌腱、神经等紧密粘连。

(4) 瘢痕疙瘩:一般表现为高出周围正常皮肤的、超出原损伤部位的持续性生长的肿块,扪之较硬,弹性差,局部痒或痛,有时奇痒,触痛。早期表面呈粉红色或紫红色,质如象皮,抓挠后可迅速增大。晚期多呈苍白色,质地坚硬。有时有过度色素沉着,与周围正常皮肤有较明显的界限(图 8-5)。

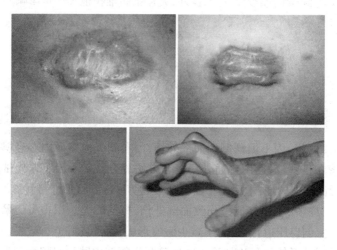

图 8-5　瘢痕临床表现

4. 病因　人体的皮肤损伤是瘢痕形成的原因,包括皮肤的外伤、切割伤、烧伤、皮肤感染、外科手术等。

三、案例分析

刘女士因夜晚面部受伤,事发突然遂到医院紧急处理,运用的缝合线为普通丝线进行普通外科清创缝合,术后又没有对伤口进行良好的护理,如防晒、减小皮肤张力,还有禁烟禁酒等,对瘢痕的预防没有引起高度重视,所以伤口的瘢痕明显。若当时刘女士能进行整形外科缝合,并且术后又能进行良好的护理,对瘢痕进行有效预防,伤口愈合的状况会有很好的改观。

张先生经过了整形外科方式缝合后再加上术后精心的护理,受伤的部位已经痊愈,愈合的伤口没有明显的瘢痕,更没有患者最为担心的"蜈蚣脚"。

四、健康教育

1. 及时选择整形美容外科缝合　随着人们审美观的提高,整形外科缝合越来越被人们所重视,绝大多数外伤患者都要求整形外科治疗,而且大部分综合医院的医生对整形外科处理伤口的方法和缝合技术越来越认可(图 8-6)。

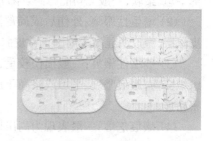

图 8-6　缝合技术

整形外科缝合小贴士

首先要进行彻底清创,这是防止术后感染的关键所在,清创的目的就是清除伤口内的污物及异物,去除失去活力的组织,使污染伤口变成清洁伤口。第二就是缝合,整形外科缝合技术是集治疗与美容于一体的缝合技术,根据患者的伤口情况,有直接缝合、Z字改形缝合、植皮、皮瓣移植、组织器官再造等方法。缝合皮下时,会使用可吸收缝线做减张处理,表皮使用非常细的单丝尼龙线进行缝合。这样恢复的伤口不会留明显瘢痕。应用整形外科处理伤口原则和缝合技术,绝大多数患者既达到一期伤口愈合不留明显瘢痕,术后满意的效果,又不会因二期的整形手术花费大量的金钱及遭受二次手术的痛苦而苦恼。

2. 整形外科缝合术后需注意 无论是外伤创面还是手术后的切口,正确的护理会减少瘢痕的形成。术后日常生活,我们应该注意以下方面:

(1) 饮食及生活习惯:避免辛辣刺激饮食,严禁吸烟饮酒,不吃或者尽量少吃海鲜,坚持至少2周;口内有伤口的术后两日内避免过烫、多渣的饮食。酱油等深色食物跟伤口色素沉着没有任何关系,不用忌酱油等。

(2) 伤口什么时候可以沾水:一般情况下,拆线后24小时就可以洗脸了,但触碰伤口时,力度要温柔一些。

(3) 手术后是否自己消毒:不需要。因为消毒剂在杀死细菌的同时也会把皮肤的细胞杀死,这会刺激瘢痕形成。再有经整形外科缝合的伤口第3日时表皮层已经愈合,细菌很难进入体内,这时消毒已经没有意义。所以术后自己不需要用任何消毒液擦拭伤口,如有需要请找医生。

(4) 严格防晒:刚愈合的伤口很娇嫩,需要小心防护,术后需要防晒3~6个月,避免长时间强烈阳光直射,否则容易色素沉着,即局部变黑。一旦形成,很难去除。

(5) 其他辅助措施预防瘢痕:使用减张辅料,张力是瘢痕增生的主要原因,术后可以自主选择使用减张器或者免缝胶布半年来防止瘢痕增生变宽。使用弹力衣物压迫,压迫是防止瘢痕增生的有效方法,有各种商品化的弹力套可以购买佩戴,对于四肢的瘢痕,弹力绷带比弹力套更好用。

0803

"伤人"的
烦恼

(邵 飞)

瘢痕患儿的高定礼服

一、导入案例

男孩斌斌,1 岁 5 月,家属为其准备洗澡水时,先将煮沸的热水倒入洗澡盆中,还未来得及将凉水倒入,斌斌便坐入盆中,导致臀部及双下肢 30% 深浅Ⅱ度烫伤。历经清创术及多次换药,斌斌烫伤创面全部愈合,出院时护士指导家属为其穿戴压力衣。因孩子哭闹,不配合,家属心疼,回家后未能按照护士指导穿戴压力衣。半年后,患儿双下肢出现暗紫色、隆起增厚的增生性瘢痕,双侧腘窝及右足背出现瘢痕挛缩,严重影响患儿活动,后期需进行瘢痕松解手术。

男孩默默,2 岁,不小心打翻刚刚煮熟的热粥,热液烫伤患儿前胸及双上肢,导致前胸及双上肢 30% 深浅Ⅱ度烫伤。历经清创术及多次换药,默默烫伤创面全部愈合,出院时护士指导家属为其穿戴压力衣。半年后,患儿前胸及双上肢可见色素沉着及浅表性瘢痕,关节处均未出现瘢痕挛缩,已经上了 2 个月幼儿园,正常生活未受到任何影响。

斌斌和默默同样都是被热液烫伤,痊愈出院时,为何要护士指导家属为其穿戴压力衣?具体应该怎样穿戴?穿戴后为什么最后转归不同?本文介绍压力衣在瘢痕防治中的应用。

二、概述

1. 定义　压力衣又称弹力衣、弹力套(图 8-7)。医用弹力套主要用来预防和控制瘢痕组织过度增生,在烧伤、手术外伤等术后瘢痕控制中运用较多。

2. 作用　抑制瘢痕增生,消肿,预防关节挛缩和畸形,促进肢体塑形,预防深静脉血栓,防止下肢静脉曲张。

3. 作用原理　压力衣可对瘢痕产生持续适度的压力,造成局部缺氧,降低局部血供,造成受压区相对缺血,促使胶原纤维不过度生长,并以平整条纹状平行重排,从而延缓瘢痕增生,促使瘢痕软化、扁平。

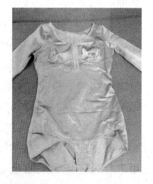

图 8-7　压力衣

4. 适应证　浅表性瘢痕、增生性瘢痕、萎缩性瘢痕、瘢痕疙瘩。

三、案例分析

斌斌出院后,每次穿戴压力衣时因不舒服、不适应、有束缚感而哭闹不止,家属心疼孩子,每日只在孩子熟睡后为其穿戴,每日连续穿戴时间 2 个小时。因穿戴时间不够,造成结缔组织增生,瘢痕高于皮肤,双侧腘窝及右足背长时间处于挛缩状态,久而久之无法伸展。如果家属为其正确穿戴压力衣,通过压力疗法降低局部血供,使双腘窝处于伸直状态,也许斌斌就不会需要进行瘢痕松解手术。

默默出院后,虽然也有排斥反应,但通过家属与孩子一起努力克服,经过 1 周时间,已适应长时间穿戴压力衣,正确穿戴半年时间,默默未出现瘢痕增生及挛缩现象,和同龄孩子一样步入幼儿园生活。

四、健康教育

之所以称压力衣为瘢痕患儿的"高定礼服",是因为它是根据瘢痕患儿身高、体重、瘢痕部位及瘢痕性质不同,使用特殊材质量身定制,独特剪裁而成。正确穿戴压力衣,可以有效预防或减轻瘢痕,如此独特的礼服是有严格的穿戴原则及方法的。具体介绍如下:

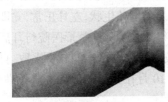 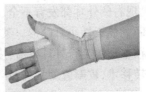

A. 时机选择　　　　　　　　B. 松紧适宜

图 8-8　穿戴压力衣

1. 穿戴原则

(1) 一早:烫伤创面全部愈合、结痂脱落、瘢痕未隆起时即可开始穿戴压力衣(图 8-8)。

(2) 二紧:穿戴以后要保持肢端温暖、色泽红润、无肿胀。

(3) 三持久:需 24 小时持续加压,洗澡时可解开,睡觉时切勿解开,持续压迫半年以上方可见效。

2. 穿戴方法

(1) 穿:由远心端向近心端开始穿。

(2) 脱:由近心端向远心端缓慢脱。

3. 效果评价　正确穿戴压力衣半年时,可以达到红色变暗、硬度变软、高度变平、瘙痒消失、功能改善五大指标。

4. 压力衣保养　压力衣应采用中性肥皂液于温水中洗涤,漂净,忌机洗或过分搅拌,清洗后自然风干。当压力衣变松时,应及时更换。

瘢痕患儿的
高定礼服

穿戴小贴士

穿戴原则：一早、二紧、三持久。

穿戴方法：由下向上穿，由上向下脱。

（宣梦佳）

耳翼双飞不再是梦想

一、导入案例

小陈，男，7岁，小耳畸形，足月顺产，否认家族史，母亲怀孕期间无异常。小陈出生时即被发现右侧外耳郭发育不全，残耳呈花生状，左耳正常，立即到整形医院就诊后，被诊断为先天性小耳畸形。某年1月小陈在整形医院行耳后扩张器置入术；同年4月在整形医院行外耳再造，皮肤扩张器取出肋软骨采取，自体肋软骨支架移植，皮瓣转移术，皮瓣修薄术；同年10月在整形医院行再造耳修整，耳甲腔加深，耳垂转位，耳屏再造术。术后恢复良好。

小陈为什么会出现这样的情况呢？出现这样的情况需要怎么办？为什么需要等到7岁才可以做手术？本文介绍先天性小耳畸形的病因，临床表现和手术方法。

二、概述

1. 定义　小耳畸形是一种外耳和中耳发育异常的先天性畸形，由第一腮沟及其邻近的第一二腮弓的发育异常而引起，是我国第二大颅面部先天性疾病。一般是指耳郭畸形，部分同时合并外耳道、鼓膜、中耳听小骨畸形，有的患者常合并同侧颌骨及面部软组织发育不良。90%以上的小耳畸形患者合并患侧传导性听力损失。

2. 病因　小耳畸形的发病原因目前还不清楚，一般认为是环境和遗传因素共同作用的结果。环境因素中，在母亲妊娠早期由于病毒性感冒、妊娠反应过重、家庭装修的有毒物质等都是可能导致小耳畸形发病的因素，有小耳畸形家族史的患者遗传发病率在2.9%~33.8%。

3. 临床表现　累及第一二腮弓发育而来的器官，即外耳、中耳、下颌、颞颌关节、脸部肌肉、咀嚼肌、颌面部神经、其他面部软组织；有时还累及眼眶、眼、鼻、颅、颈等；除颅面部外还可能累及心脏、脊柱和中枢神经系统（图8-9）。

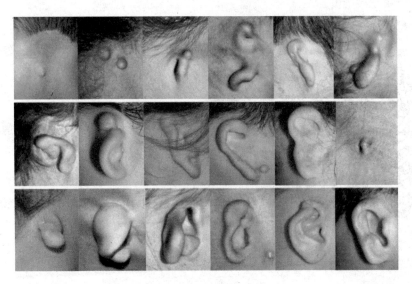

图 8-9　先天性小耳畸形

小耳畸形按耳郭发育情况可分为 3 度：

Ⅰ度：耳郭各部分尚可辨认，有小耳甲腔及耳道口，只是轮廓较小，耳道内面常为盲端。

Ⅱ度：耳郭多数结构无法辨认，残耳不规则，呈花生状、舟状和腊肠状等，外耳道常闭锁。

Ⅲ度：残耳仅为小的皮赘或呈小丘状，或者仅有异位的耳垂。

无耳症：耳郭完全没有发育，局部没有任何痕迹的称为无耳症，极为罕见。

4. 手术方法

（1）二期 Brent（直埋）法

Brent 一期：肋软骨采取，耳支架雕刻，埋置耳后。

Brent 二期：将一期预置肋软骨放置耳后皮下，将耳垫起。

（2）三期软组织扩张法（半包扩张法、全包扩张法）（图 8-10 和图 8-11）

软组织扩张法一期：在耳后乳突区埋置皮肤软组织扩张器。

软组织扩张法二期：肋软骨采取，耳支架雕刻，形成再造耳。

软组织扩张法三期：去除残耳组织，加深耳假腔，再造耳屏。

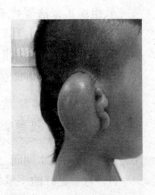

图 8-10　扩张器置入术后注水完成

147

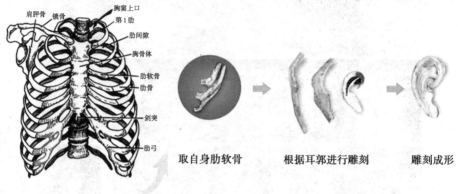

自体肋软骨支架耳再造

取自身肋软骨　　　根据耳郭进行雕刻　　　雕刻成形

图 8-11　软组织扩张法二期手术示意图

三、案例分析

　　陈某出生后即发现外耳郭异常,及时就诊。家属在孩子出生后发现异常及时就诊的做法是非常正确的。明确诊断后因未到达手术最佳时机,所以回家等待。耳朵再造手术时机很重要,是获得理想手术效果主要的决定因素之一。综合肋软骨发育、耳郭发育以及心理发育等因素考虑 7 岁左右,身高达到 120cm,此时是最好的耳朵再造时机。年龄过小,因其自体肋软骨发育小、薄、软,给耳郭软骨支架的制作带来影响,从而影响最终的手术效果。但最好在青春发育前完成外耳再造手术,因为青春期孩子的心理变化大,在青春期前完成对孩子心理发育影响会小很多。随着年龄的增大,肋软骨的质地也会发生改变,甚至变黄变脆,增加了耳朵软骨支架的制作难度。

　　软组织扩张法需要三期手术才可以完成。但是因为软组织法第一期手术之后,扩张器注水期间,耳后皮肤会变得很薄,容易破损,所以需要家属的配合一起保护好耳后的皮肤。刚刚完成手术的再造耳略显臃肿,有些细微结构不是很明显,术后 3~6 个月局部肿胀会渐渐消退,皮瓣的颜色慢慢恢复正常,耳郭的细微结构也会更加清晰。

四、健康教育

　　1. 扩张器注水期间

　　(1) 为了更好的手术效果,注水时间会持续比较长,不要有心理负担,以最好的心理状态完成注水过程,并安全度过手术期。

　　(2) 注水期间要密切观察扩张皮肤是否清洁、完好,无破损,肤色是否正常,注射部位附近如有毛囊炎及时就医,以免引起感染,保证扩张皮瓣的完整。

(3) 手术后宜采取健侧卧位,勿抓挠扩张器表面的皮瓣,避免患侧扩张器受压和锐器损伤,防止扩张器破裂。冬季注意保暖,避免烫伤皮瓣。夏季注意清洁卫生,防蚊虫叮咬。不宜剧烈活动,不宜使用梳子,加强营养,保证足量的蛋白质摄入并注意均衡膳食。

2. 出院指导

(1) 术后以及注水期间正确佩戴耳罩,注意顺序,宽下窄上,防止扩张小壶受压,但不要带耳罩睡觉以免磨破皮肤(图 8-12)。不穿高领衣服以防止摩擦再造耳朵。

(2) 保持再造耳清洁干燥,拆线后伤口愈合好的患者可以用清水清洗再造耳,不得用力过度。再造的耳朵是用自身的肋软骨雕刻成的,术后应加强自我保护,注意保暖、防冻、防磨,不要碰撞、受压,3 个月内不能进行剧烈活动,以保证再造耳的成活。

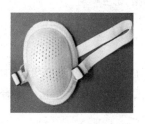

图 8-12 耳罩

0805

耳翼双飞不
再是梦想

(边　静)

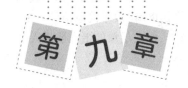

第九章

外科相关治疗健康教育

术后疼痛知多少

一、导入案例

患者,男,45 岁。肺叶切除术后第 1 日,观察患者面部肌肉扭曲,一直皱眉,咬紧牙床,频繁发出抽泣声,同时浑身冷汗,心率 129 次 /min。患者主诉痛不欲生,疼痛无法忍受。

这位患者术后的疼痛感为什么会如此剧烈?手术后发生的重度疼痛到底有多可怕?术后剧烈疼痛到底能诱发哪些不良后果?一旦疼痛发生了,我们又有哪些应对的处理措施和方法?本文介绍术后疼痛的相关知识。

二、概述

1. 定义　术后疼痛是指手术后即刻发生的疼痛,是一种主观的、十分不愉快的感觉,可使你产生焦虑、恐惧的情绪,由此可能影响对治疗的配合,甚至影响到手术的效果。术后疼痛一般在术后 48 小时内最严重,以后逐渐减轻。因此术后 2 日是术后镇痛的关键。

2. 发生机制　手术后,切口会有一定的创伤,组织损伤后会导致炎性物质的释放,肌肉组织的痉挛,痛觉神经的敏化,从而让我们产生痛苦的体验。

3. 不良影响

(1) 呼吸系统:由于恐惧疼痛,不愿咳嗽和活动,导致排痰不利,容易发生肺部感染和肺不张。

(2) 心血管系统:由于严重疼痛可使血压升高、心率增快,对于患有心脏病者,可使心肌耗氧量增加,有可能加重心肌缺血。

(3)消化系统:疼痛使胃肠系统和泌尿系统蠕动减弱,导致肠麻痹和尿潴留,也可引起恶心和呕吐。

(4)凝血系统:术后血液处于高凝状态,强烈疼痛会加重此高凝状态,容易发生术后血栓。

(5)精神心理:对急性疼痛的最常见反应是焦虑和睡眠不良,长期疼痛还会产生抑郁。

三、案例分析

患者属于术后第1日,阻滞损伤严重,伤口处于炎性物质释放期,痛觉神经处于高度敏化阶段,此时患者的疼痛属于中重度的疼痛。当机体处于中重度疼痛时,机体会因疼痛刺激而使心率或血压的升高改变,同时会发生体征上的一些症状改变。此时,患者需要立即应用一些镇痛药物缓解疼痛症状,降低心率。

现在的人有这样的误解:手术后就应该会很疼,疼痛发生时,忍一忍也就过去了。其实,这是大多数人对疼痛知识缺乏,不知道疼痛发生时会导致很多种不良反应而产生的误解。案例中的患者就是没有正视疼痛的发生,一味地忍耐,没有及时处理疼痛,最终导致心率升高,增大了术后的风险。只有正确地认识疼痛,了解它,认识它,我们才能在疼痛发生时及时发现疼痛,及时向医务人员汇报,及时处理疼痛,才能让我们在术后恢复过程中没有疼痛的干扰,能够让我们拥有充足的睡眠,有一个良好的休息状态,从而更好地配合术后的康复运动,达到术后快速康复的目的。

四、健康教育

术后止痛方法有(图9-1):

1. 应用神经阻滞镇痛技术 阻断痛觉神经传导。

2. 镇痛泵止痛(PCIA) 借助"机器"进行给药的止痛方法。可由麻醉医生控制,还可由患者同时参与(麻醉师设置基本数据和安全模式,患者在安全模式下可追加药量满足止痛需要)。

3. 肌内注射止痛针 这是常规的手术后止痛方法。疼痛可以很快缓解并持续一段时间,不良反应随着时间的推移会自行消失或减退。

4. 口服止痛药。

5. 静脉注射止痛药。

6. 自我引导止痛的方法

(1)进行趣味活动:如阅读报刊、书籍,看电视,交谈,玩游戏等都能有效转移注意力。

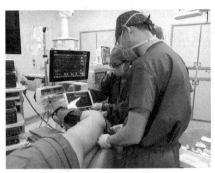 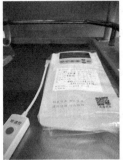 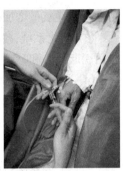

A. 神经阻滞　　　　　　B. 电子镇痛泵　　　　C. 静脉注射止痛药

图 9-1　术后止痛方法

术后疼痛
知多少

　　（2）听音乐：优美的旋律对减轻焦虑，缓解疼痛等都有很好的效果。

　　（3）松弛疗法：自我控制集中注意力，使全身肌肉放松，可减轻疼痛程度。

　　（4）提供舒适环境：如保持环境安静、整洁等。

　　缓解疼痛是提高患者生命质量的关键，止疼治疗的最低要求是达到无痛睡眠、无痛休息、无痛活动，真正意义上提高患者的生活质量。

（孟　星）

温馨宣教，健康相随

一、导入案例

　　王女士，50 岁，主因"右侧腰部疼痛 20 余日"门诊收入我科。20 日前，王女士无诱因出现右侧腰部疼痛，伴尿频，尿急，尿痛，无肉眼血尿，无恶心呕吐，自行好转。为进一步诊治就诊于医院，门诊详查，行 CT 检查示右肾结石并右肾积水，建议患者手术治疗。门诊以"右肾结石"收入院，王女士自述既往体健，办公室文职工作，日常活动量少，饮水少，有憋尿习惯。完善相关检查，明确诊断后，行经皮肾镜右肾结石钬激光碎石术。王女士手术顺利，术后病情稳定，术后第 4 日拔除肾区造瘘管，术后第 5 日拔除导尿管，王女士无不适主诉，病愈出院。

　　对于此类尿路结石患者，如何于住院期间给予个性化围手术期健康宣教，从而提高患者对疾病的了解，降低对住院及手术的恐惧？本文将依据此案例进行介绍。

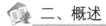

二、概述

1. 定义　尿路结石是泌尿系统的常见疾病之一。尿路结石按部位可分为上尿路(肾和输尿管)结石和下尿路(膀胱和尿道)结石。肾结石是上尿路结石中最常见的疾病。肾结石由基质和晶体组成,晶体占97%,基质只占3%。

2. 分类　由于结石的主要成分为晶体,通常按照结石的晶体成分将肾结石主要分为含钙结石、感染性结石、尿酸结石和膀氨酸结石四大类。

3. 临床表现　肾结石的临床表现多样。常见症状是腰痛和血尿,部分患者可以排出结石,此外还可以出现发热、无尿、肾积水、肾功能不全等表现。总结为"一疼痛二血尿三排四发热五无尿和急性肾功能不全"。

4. 病因　肾结石的形成原因非常复杂。包括外界环境、个体因素、泌尿系统因素以及尿液的成石因素。外界环境包括自然环境和社会环境。个体因素包括种族和遗传因素,饮食习惯,代谢性疾病和药物等。泌尿系统因素包括肾损伤,泌尿系统梗阻,感染,异物等。上诉因素最终都导致尿液中各种成分过饱和,抑制因素的降低,滞留因素和促进因素的增加等机制,导致肾结石的形成。

5. 治疗原则　肾结石治疗的总体原则:解除痛苦,解除梗阻,保护肾功能,有效祛除结石,治疗病因,预防复发。小的结石可以通过非手术治疗,而大的结石因为危害性较大,可能阻塞输尿管而造成下尿路梗阻。非手术治疗包括对症治疗、排石治疗、溶石治疗。手术治疗是根据不同病情选用经皮肾镜碎石术,肾盂切开取石术,肾实质切开取石术等。

三、案例分析

王女士,办公室文职工作,日常活动量少,饮水少,有憋尿习惯,数月前体检时发现肾结石,门诊复诊后建议溶石治疗,服用药物,大量饮水,加大运动量。体力好的时候,建议王女士跳绳或原地跳跃。王女士由于工作性质以及无明确症状,未给予重视,未按照医生建议执行。导致结石数量及大小的改变,最终手术治疗。

四、健康教育

入院宣教内容包括(图9-2):

1. 患者办理入院手续,由责任护士带领患者进入病房并介绍环境,查体,评估。

2. 术前护理要点及措施

(1) 按泌尿外科一般护理及术前护理常规护理。

(2) 严密观察患者血尿及疼痛程度。疼痛时患者常伴有肉眼血尿和镜下血尿,以后者居多,此时应告诫患者减少体力活动,发现严重肾绞痛时立即报告医生给予解痉镇痛。

3. 经皮肾镜肾结石钬激光碎石术术后护理要点及措施

(1) 按泌尿外科疾病术后护理常规护理。

(2) 出血的观察及护理：观察肾造瘘管及留置尿管引流液的颜色、量及性质，并做好记录。术后嘱患者绝对卧床 3 日，做适量的床上运动，多饮水，一般饮水量在每日 2 500~3 000ml，多食新鲜含粗纤维的蔬菜、水果，防止便秘。

(3) 有效固定肾造瘘管，严防脱落。

(4) 合理运动：卧床期适当做踝泵运动(勾起脚尖，保持 3 秒，绷直脚背，用力向下踩，保持 3 秒)，第 1 日做 15 次左右，促进血液循环，预防静脉血栓栓塞症(venous thromboembolism，VTE)的发生。

> **泌尿外科入院宣教口诀**
> 住院来到泌尿外，优质服务随之来；
> 测完体重测血压，介绍环境看病房；
> 饮食注意要清淡，大鱼大肉莫要贪；
> 晨起洗漱等采血，各项检查等人来；
> 戒烟戒酒防感冒，及时沟通最重要。

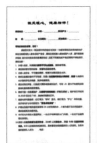

A. 泌尿外科患者
入院宣教文字版

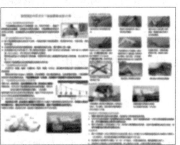

B. 病房悬挂各类宣教彩页材料

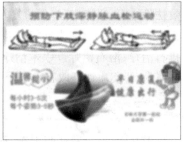

C. 泌尿外科患者术后床上预防双下肢血栓运动示意图

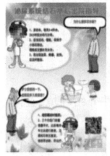

D. 经皮肾镜手术
术后指导图

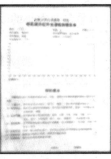

E. 结石成分分析
检测报告单

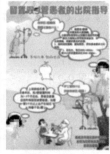

F. 留置双 J 管患者
出院指导

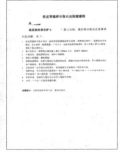

G. 经皮肾镜碎石术
出院指导

图 9-2 泌尿外科入院宣教

(5) 手术后,将取出的结石做结石成分分析,根据结石成分给予相关的干预措施,嘱托患者执行。

(6) 双 J 管的护理:带双 J 管出院的患者,应避免四肢和腹部同时伸展、突然下蹲、重体力劳动和剧烈运动,防止双 J 管滑脱或移动;指导患者术后 4 周在膀胱镜下拔管,定时进行泌尿系 B 超检查和腹部 X 线平片检查。

(7) 预防和治疗泌尿系感染:泌尿系感染是尿石形成的主要因素,并直接关系到尿石症的预后。

(8) 延续性护理:多以电话随访的方式体现,提醒患者注意饮食及生活调节,避免尿路结晶物质集结,再度发生结石。

温馨宣教,
健康相随

(王晓雪)

冷漠的"僵尸"脸

一、导入案例

李先生,25 岁,晚上骑摩托车买东西,回来被人发现口角歪斜,流口水,不能吹口哨,第 2 日上午及时就诊。李先生积极配合治疗,面部恢复正常。

杨女士,50 岁,连续加班,睡眠时间严重不足,中午与人发生争执,晕倒在地,立即被同事送往医院就诊。杨女士积极配合治疗,无生命危险,但一侧肢体活动障碍,面部僵硬,右侧睁眼无力,生活自理能力降低。

李先生和杨女士为什么会出现这种状况?这就是面神经炎。面神经炎为什么会导致面部麻木,嘴歪眼斜?我们该怎么预防?本文介绍面神经炎及预防。

二、概述

1. 定义 面神经炎是以面部表情肌群运动功能障碍为主要特征的一种疾病,又称面神经麻痹(即面神经瘫痪、面瘫)、"歪嘴巴""吊线风"(图 9-3)。它是一种常见病、多发病,不受年龄限制。

2. 分类 临床上根据损害发生部位可分为中枢性面神经炎和周围性面神经炎两种。中枢性面神经炎病变位于面神经核以上至大脑皮层之间的皮质延髓束。周围性面神经炎病损发生于面神经核和面神经。

3. 临床表现 一般症状是口眼歪斜,患者往往连最基本的抬眉、闭眼、鼓嘴等动作都无法完成。从鼻子中线化分左侧右侧,以眼鼻为线,可以区分是中枢性面瘫或是周围性面瘫。如果是周围性面瘫,整个半侧的肌力都会发生功能障碍,发生了周围性面瘫,额纹消失眼力增大,鼻唇沟变浅,鼓腮、鼓气、露齿都不能够做。

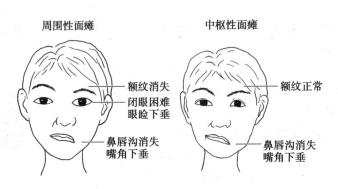

图 9-3　面瘫

如果是中枢性面瘫,一般都可能引起半侧肢体发生功能障碍,发生偏瘫。这种面瘫有一个显著的特点,以眼睛为界,眼睛以上的部分额纹有正常功能,眼睛以下部分面部肌肉会发生功能障碍,如鼓腮、鼻唇沟变浅、鼓腮露齿都不能、漱口会流口水吃饭会漏饭。面神经炎引起的面瘫绝大多数为一侧性,且右侧多见,多数患者往往于清晨洗脸、漱口时突然发现一侧面颊动作不灵、口角歪斜。部分患者可有舌前 2/3 味觉障碍,听觉过敏等。

4. 病因　引起面神经炎的病因有多种,中枢性面神经炎通常由脑血管病、颅内肿瘤、脑外伤、炎症等引起。周围性面神经炎的常见病因:①感染性病变,多由潜伏在面神经感觉神经节病毒被激活引起;②耳源性疾病,如中耳炎;③自身免疫反应;④肿瘤;⑤神经源性;⑥创伤性;⑦中毒,如酒精中毒,长期接触有毒物;⑧代谢障碍,如糖尿病、维生素缺乏;⑨血管功能不全;⑩先天性面神经核发育不全;⑪身体疲劳,睡眠不足,精神紧张及身体不适等情况时,抵抗力下降,所以,心理因素也是引发面神经炎的因素之一。

三、案例分析

李先生因骑摩托车外出,面部骤然受风、受凉,损伤面神经,导致一侧"面瘫",好在症状不太严重,经诊治后恢复正常状态。在临床上最常见的就是急性面神经炎引起的周围性面瘫,这种面瘫的发病与受凉或是病毒感染等原因引起有一定的关系。若李先生在外出时注意面部保暖,做好御寒措施就可以避免周围性面神经炎的发生。

杨女士因长期加班,睡眠不足,情绪紧张,导致脑血管病变,偏瘫,生活质量降低。但若杨女士平时保持积极乐观的生活态度,有规律的生活作息时间,就能大大降低脑血管病变的概率,避免中枢性面神经炎的出现。

四、健康教育

要预防面神经炎的发生,一定要做好以下几点:

1. 避免面部受凉,遇到大风和寒冷的天气,出门时要轻拍、轻按面部、耳后、颈部的一些重要穴位,增加自己的御寒能力。外出可佩戴口罩、围巾、耳罩等;骑电动车、摩托车戴好头盔,做好面部保暖措施。

2. 季节更替、气温变化较大的时节,根据冷暖情况随时增减衣服,千万不要在受热后贪凉,而直接对着空调、电扇吹,感到有点凉了就要调整风向或关掉电器。

3. 保持良好的睡眠,少看电视、电脑。

4. 避免各种精神刺激和过度疲劳,常听轻快音乐,保持心情平和愉快。

5. 注意增加身体锻炼,保持饮食营养的均衡,注意多喝水,多食新鲜蔬菜、粗粮、黄豆制品、大枣、瘦肉等,增强人体的抵抗力。

冷漠的
"僵尸"脸

(郭秋珍)

外伤出血健康教育

一、导入案例

彤彤,女,12岁,操场玩耍时不慎摔倒在地,后嚎啕大哭,右膝可见一5cm×4cm 的擦伤,少许渗血,在学校老师及同学的帮助下及时送进校医院用碘伏进行消毒,无菌纱布包扎处理,后自行愈合。

刘先生,男,43岁,田间劳动时左足底被割破,伤口长 3cm,深达肌腱,自行包扎,10 日后感乏力、畏光、咀嚼无力、下肢痛。既往体健,就诊后检查,刘先生满头大汗、苦笑脸、张口困难、角弓反张、阵发性四肢痉挛、腹肌强直、无压痛。

李先生,男,35 岁,与自己弟弟在一起发生车祸事件后,紧急送弟弟到急诊科就诊。医生究其原因后,查看李先生有无不适。李先生自诉无大碍,但医生并未轻信,坚持为其检查,李先生依然强烈拒绝,不料刚走出 10m 左右李先生便昏倒在地,呼之不应。医生查看李先生,其呼吸急促,身体冰凉,未见明显外伤出血。

分析以上三个案例,为什么会出现如此结果呢?本文介绍外伤出血的相关内容。

二、概述

1. 血管的分类 血管是生物运送血液的管道,依据运输方向可分为动脉(artery)、静脉(vein)与毛细血管(capillary)。动脉是运送血液离开心的"管道",在行程中逐渐分支,形成大、中、小动脉。动脉由于承受较大的压力,管壁较厚。大动脉的中膜富含弹力纤维,所以弹力大。静脉是引导血液返回心的管道,起自毛细血管,因所承受压力小,故管壁薄、平滑肌和弹力纤维均较少,弹性和收缩性均较弱。毛细血管是连于最小的动、静脉之间的微细血管,管壁极薄,血流缓慢,是血液与组织、细胞间进行物质及气体交换的场所。

2. 血管出血特点

(1) 动脉出血:血色鲜红,速度快,呈间歇喷射牲。

(2) 静脉出血:血色暗红,速度有些慢,呈持续涌出状。

(3) 毛细血管出血:血色鲜红,自伤处渐渐流出,呈小点状的红色血液,从伤口表面渗出。

(4) 看不见明显的血管出血:这种出血常能自动停止(图 9-4)。

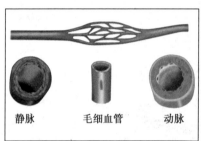

A. 血管分类   B. 血管特点

图 9-4 血管分类及特点

 三、案例分析

彤彤是一般的小伤口出血,经过专业人员正确的处理,即可很快恢复。

刘先生是一般的开放性伤口,没有经过足够的重视,没有及时、规范处理从而引起感染。一般这种较深的伤口,伤口再小,都不能轻视,一定医院处理,必要时选择破伤风抗毒素或者破伤风免疫球蛋白进行治疗。

李先生是内出血,一定不容忽视。应该听从医生的建议,及时治疗。

四、健康教育

(一) 浅部开放性创伤的处理方法(图 9-5)

1. 一般的小伤口 如刀伤、擦伤、表浅的小刺伤、划伤、裂口等,可自行处理。浅部开放性小伤口处理方法:

(1) 冲洗清创:可选用饮用水、矿泉水冲洗伤口,如条件允许,最好选用生理盐水或过氧化氢溶液(双氧水)冲洗伤口。常见的开放性伤口是表浅小刺伤,一般由

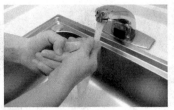 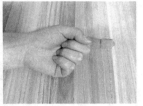

A. 冲洗清创   B. 包扎

图 9-5 　浅部开放性创伤的处理方法

庄稼刺条、木刺、缝针等误伤。小伤口表面因带有细菌污染,可引起感染或有异物存留,因此不可忽视,伤口出血压迫 3~5 分钟即可止血。伤口内若有异物存留,一定想方设法将异物取出。

(2)消毒止血:可选用 75% 的酒精或碘伏消毒伤口外周皮肤,防止伤口感染。

(3)包扎:目的是保护伤口,防止污染,压迫止血并止疼;但如果只有皮肤表层擦伤,消毒后,创可贴或者无菌胶布固定。如伤口较大,则选用消毒透气纱布包扎,避免接触水,防止细菌感染。如无上述物品时,则就地取材,如干净毛巾、手帕、衣服内侧洁净处等。在进行伤口包扎时,要注意松紧适宜、牢靠,既要保证敷料固定和压迫止血,又不影响肢体血液循环。包扎敷料应超过伤口边缘 5~10cm,液体渗出较多时,及时更换纱布,伤口结痂后再包扎。如感痛痒,勿手挠,耐心等待结痂自行脱落。

2. 浅部的切割伤　由玻璃片、刀片、铁片等造成,伤口的边缘一般比较平整,出血可成渗溢状或涌溢状。个别因有小动脉出血而呈喷射状,经过处理伤口可止血和愈合,但局部组织发生炎症反应,固有疼痛和红肿。如并发感染,疼痛和红肿就加重,所伤口较深时,伤口再小,切勿轻视,建议医院处理,必要时选择破伤风抗毒素或破伤风免疫球蛋白进行治疗。

(二)动脉出血处理方法

常用的有指压法、加压包扎法和止血带法等。常选用指压法止血,按压出血部位以达到止血目的,不同部位出血按压部位不同。

1. 不同部位指压法止血方法(图 9-6)

(1)上臂出血按压方式:用拇指或其余四指在上臂内侧动脉搏动处,将动脉压向肱骨,并将上臂抬高,适用于手、前臂及上臂。

(2)下肢出血按压方式:腹股沟(大腿根部终点偏内侧)动脉搏动处,双手拇指叠加从对侧压向股动脉上。

(3)头面部出血按压方式:压迫耳前等颈浅动脉,用于头面部浅出血。

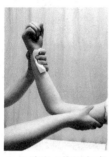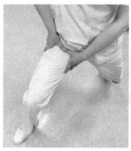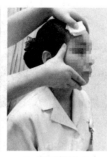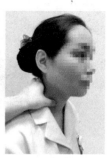

A. 上臂出血按压方式　　　B. 下肢出血按压方式　　　C. 头面部出血　　　　D. 颈总动脉出血
　　　　　　　　　　　　　　　　　　　　　　　　　　　　　按压方式　　　　　　处理方式

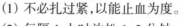

图9-6　不同部位指压法止血方法

（4）颈总动脉出血处理方式：现场抢救时，可在喉结旁颈总动脉直接压向颈椎横突后方，若喷射性出血停止，说明压迫止血见效。但需注意，指压法止血是应急措施，因四肢动脉有侧支循环，故其效果有限，且难以持久。压迫太久，可导致脑缺血，所以压迫过程中注意观察患者神志和肢体活动情况，压迫力量不宜过大，不可完全阻断大脑血供，更不要压迫气管，以免引起呼吸道梗阻。15分钟左右松开一次，但需对出血创面进行压迫，以减少出血的发生。

2. 加压包扎法　　一般小动脉和静脉损伤均可用此法止血。方法是将灭菌纱布填塞伤口，外加纱布垫压，再以绷带加压包扎。包扎压力要均匀，范围要够大。包扎后将伤肢抬高，以增加静脉回流和减少出血。

3. 止血带法　　一般用于四肢伤大出血。在使用止血带时，接触面积应较大，避免神经损伤。在紧急情况下，也可使用三角巾、橡皮管等代替，在止血带下放好衬垫物，切勿使用电线、绳索充当止血带，将止血带扎在靠近伤口的最近端。使用止血带应注意以下事项：

（1）不必扎过紧，以能止血为度。

（2）每隔1小时放松1~2分钟，使用时间一般不应超过4小时。

（3）上止血带的伤员，应做好标志，优先转送。

（三）内出血

内出血一般表现为皮湿冷、肤苍白、表情淡漠、少言寡语、呼吸变浅、烦躁不安、口渴，但体表无伤口。如有这种情况一定要及时就医，切勿忽视。

（王惠君）

外伤出血
健康教育

术后疼痛不能忍，镇痛泵来帮您

一、导入案例

廖某，女，25 岁，孕 37 周，拟明日行剖宫产手术。术前廖某自述痛觉敏感，对术后伤口可能发生的疼痛极为焦虑与恐惧。麻醉护士术前访视廖某时为其讲述了术后疼痛的危害以及如何使用 PCA 来缓解术后疼痛。由于廖某对使用 PCA 对她及宝宝所带来的影响产生了疑问，麻醉护士对其产生的疑问一一作出解答。

术后疼痛究竟会产生何种不良反应？哪些患者适宜在术后使用镇痛泵？哺乳期妈妈使用镇痛泵会不会对宝宝智力产生影响？使用镇痛泵对大脑有影响吗？会影响伤口愈合吗？有哪些不良反应？本文介绍术后疼痛的危害及 PCA 应用的相关知识。

二、概述

1. 疼痛的定义　疼痛是继呼吸、脉搏、体温、血压之后的人类第五大生命体征。1979 年，国际疼痛研究协会对疼痛提出了以下定义：与组织损伤和潜在组织或类似损伤有关的一种不愉快的感觉和情绪体验，同时伴有代谢、内分泌、呼吸、循环功能和心理学等多系统的改变。

2. 术后疼痛的危害　术后疼痛刺激可引起机体交感神经活动过度增强，出现心率增快，由于心率增快以及交感神经刺激而出现冠状血管收缩，可能导致心肌缺血。由于疼痛，患者不敢深呼吸和咳嗽，进而可引发肺不张、肺部感染。疼痛导致患者不能早期下床活动，从而引发患者下肢静脉血栓的形成。疼痛会抑制患者的免疫功能，可能导致出现术后感染等问题。术后疼痛处理不及时，还可引发患者焦虑、恐惧、烦躁、无助、抑郁和睡眠障碍等精神及心理问题。

3. 患者自控镇痛泵（patient controlled analgesia，PCA）　是一种经医护人员根据患者疼痛程度和身体情况，预先设置镇痛药物的剂量，再交由患者“自我管理”的一种疼痛处理技术（图 9-7）。

4. 镇痛泵（PCA）的优点　镇痛泵的使用能及时、迅速、有效地解除患者疼痛，镇痛效果基本满意；利于抑制机体过于强烈的应激反应，加快免疫功能的恢复，减少并发症的发生；利于患者咳嗽、排痰，改善呼吸功能，维持循

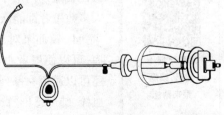

图 9-7　患者自控镇痛泵示意图

环功能稳定。患者能充分配合治疗,早期进食,增加营养,促进早日康复,减轻家庭及社会的负担。

5. 镇痛泵(PCA)的适应证　手术时间长、范围广,切口较长的开胸或开腹手术;泌尿科前列腺电切术;骨科大手术;部分腹腔镜手术;有高血压或冠心病的术后患者。

三、案例分析

廖某,孕40周。剖宫产术前为消除其心中顾虑,麻醉护士访视时告知廖某使用PCA同样很安全,不仅能缓解术后疼痛,还能使身体恢复更快,有益于乳汁分泌,同时也可以进行母乳喂养,更快地与宝宝建立感情。廖某同意并签署了术后镇痛申请书。次日,廖某顺利于腰硬联合麻醉下完成剖宫产手术,产下一名健康男婴,术后携PCA安全返回病房。术后1日,麻醉护士对廖某进行随访,廖某感觉舒适,未诉明显疼痛及不良反应。伤口愈合良好,顺利于产后4日出院。

四、健康教育

1. 术后疼痛不必忍,疼痛是可以通过药物或者工具来减轻或者达到无痛的。早期与麻醉医师进行沟通,术后使用安全且持久的患者自控镇痛泵,它是目前术后疼痛最优的镇痛方式。镇痛泵通过静脉将止痛药自动注入体内,以达到缓解疼痛的目的。如果疼得厉害,还可以通过自控加药按键追加药物。

2. 产后及哺乳期的妈妈同样可以使用镇痛泵。镇痛泵里面的药物浓度很低,因为母体代谢及屏障作用,进入乳汁的含量极低;还可以在一定程度上减轻产妇的疼痛感,让妈妈更快恢复,从而刺激乳汁的分泌。所以使用镇痛泵的妈妈们也可以进行母乳喂养,使宝宝获得充足的营养及免疫物质,这也有益于妈妈跟宝宝建立感情。

3. 使用镇痛泵对大脑的影响小。近代麻醉开创至今上百年,优胜劣汰了很多副作用较大的麻醉药,目前应用到临床的麻醉药物安全性都很高。对于大脑已经发育完善的成年人,这些药物完全没有影响。对于中枢神经系统正常发育的儿童和衰退中的老人,在接受过大手术后,可能在短期内对学习能力和记忆力稍有影响,但是数日后绝大多数患者都能恢复正常。

术后疼痛不能忍,镇痛泵来帮您

4. 镇痛泵对身体的影响是利远大于弊。充分的术后镇痛,可以使患者心情舒畅,睡眠充足,对抗疾病的信心增加,还可以避免一系列因疼痛不敢活动而导致的并发症,如静脉血栓、肺部感染、胃肠胀气、压力性损伤等。

5. 镇痛泵的副作用少。极少数患者使用后可能引起恶心呕吐,皮肤瘙痒,呼吸抑制、低血压,只要停止使用,以上症状便会消失。

6. 免除疼痛是患者的基本权利,医生的神圣职责。疼痛与"意志力"无关,忍痛也不再是"勇敢"的标准,良好的镇痛才是术后恢复的关键。人民对美好生活的向往是我们不懈奋斗的目标,让患者早日脱离苦痛便是我们医护人员不懈努力的方向。

(刘　雁)

术后疼痛,您还在忍吗

一、导入案例

何女士,49岁,在全麻下行胃癌根治术,术后生命征平稳,术后疼痛但拒绝使用止痛药,术后当日不愿意做床上肢体活动,术后第1日不愿意下床活动,术后第3日下床活动时,协助步行不到5m,时间不到2分钟时,出现四肢无力,冒冷汗,血氧进行性下降。经进一步确诊,诊断胃癌根治术后并发肺栓塞,情况十分紧急,行紧急溶栓术,抢救及时,最终转危为安。在患者的积极配合下,经有效治疗后,康复出院。

何女士为什么拒绝使用止痛药?为何会出现如此严重的并发症,是什么原因引起的?面对疼痛我们究竟应该如何正确应对?本文介绍有关术后疼痛的知识。

二、概述

疼痛是临床上常见的症状之一,也是继体温、脉搏、呼吸、血压四大生命体征之后的第五生命体征。

1. 定义　国际疼痛研究协会(International Association for the Study of Pain, IASP)将疼痛定义为:疼痛是一种令人不快的感觉和情绪上的感受,伴随着现有的或潜在的组织损伤。疼痛是人体最强烈的应激因素之一,是机体对有害刺激的一种保护性防御反应。

2. 分类　疼痛按程度可分为急性痛和慢性痛;按性质可分为钝痛(酸痛、胀痛、闷痛)、锐痛(如刺痛、切割痛、灼痛、绞痛、撕裂样痛、爆裂样痛等)和其他疼痛(如跳痛、压榨样痛、牵涉痛等)。

3. 原因　包括温度刺激,化学刺激,物理损伤,某些病理改变(如疾病造成体内某些管腔堵塞、组织缺血、缺氧、空腔脏器过度扩张、平滑肌痉挛或过度收缩、局部炎症浸润等),心理因素(如心理状态不佳、情绪紧张或低落、愤怒、悲痛、恐惧等)。

4. 疼痛对个体的影响

(1) 生理反应:血压升高,心率增快,呼吸频率增快,神经内分泌及代谢反应,生化反应。

　　(2) 心理反应：①注意力和记忆下降(常伴认知能力下降)；②抑郁；③焦虑；④愤怒和恐惧。

　　(3) 行为反应：①语言反应(适用于能用语言交流的患者)；②躯体反应，常带有强烈的情绪色彩。

三、案例分析

　　何女士，术后疼痛但拒绝使用止痛药，不配合各项术后的活动措施，实则是对有关疼痛知识缺乏的表现。她传统地认为：术后疼痛是正常现象，应该尽量忍耐；镇痛药会产生不良反应，影响术后切口愈合；镇痛药会成瘾等。所以何女士的疼痛没有及时有效地得到处理，反而加重疼痛并导致一系列不良影响。何女士不能如期离床活动，加重了血液的高凝状态，导致术后血栓，甚至出现致命性的并发症——肺栓塞。同时，何女士不能有效咳嗽、咳痰，易并发肺部感染；也可能致血压升高，心率增快；并可能产生不同程度的焦虑，睡眠不良；甚至可能出现消化系统和泌尿系统功能抑制，致肠麻痹、尿潴留等。

四、健康教育

　　疼痛管理的目标：控制疼痛，以最小的不良反应缓解最大程度的疼痛。摒弃传统的错误观点，合理、规范地解决疼痛才是促进康复的正确的途径(图 9-8)。

　　1. 医护人员根据患者不同的情况采用不同的镇痛方式、药物和药液浓度。提供的镇痛方式：口服给药、静脉给药、多模式给药，使用镇痛泵、自控泵等。这些镇痛方法都不会增加伤口的感染率，反而有效的镇痛可加快术后康复。临床实践表明：术中麻醉药剂量的大小、术后用药时间的长短合理，致成瘾的发生率极小。

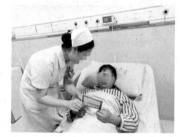

图 9-8　健康宣教

　　2. 护士采用多样的评估方式，如数字等级评定量表、面部表情量表、疼痛等级评估表等。护士应为患者选择合适自身的疼痛评估工具，进行规范化的管理。

　　3. 患者应在护士的指导下准确描述和客观叙述准确描述疼痛的性质、部位、持续时间、规律。当表达受限时，可采用表情、手势、眼神或身体其他部位示意，以利于护士的准确判断。患者应该客观地向护士讲述疼痛的感受，既不能夸大疼痛的程度，也不要忍痛(图 9-9)。

　　4. 患者应在护士的指导下正确使用止痛药物，如用药方法、用药最佳时间、剂量、不良反应。患者应正确应对方法，使药物达到理想的镇痛效果等。

5. 减轻心理压力。紧张、抑郁、焦虑、恐惧对康复失去信心等，均可加重疼痛的程度。建立稳定的情绪、良好的心静、轻松的心态可以增强对疼痛的耐受能力。患者应学会应对技能以缓解疼痛，增强个人控制能力。

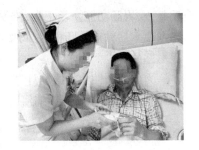

6. 控制注意力和放松练习。患者应术后及早下床活动，多与他人交谈，倾听旋律优美的音乐，有节律的按摩（双眼凝视一个定点，在医护人员的引导下，想象物体的大小、形状、颜色等，同时在疼痛的部位或身体的某一部位做环形按摩）以及反复进行有节律的深呼吸锻炼。

图 9-9　疼痛评估

7. 阐述自我感受，在医护人员的协助下，寻找保持最佳舒适状态的方式，促进身心舒适。

8. 正确评价接受治疗与护理措施后的效果。以下内容均可表明疼痛减轻：

（1）一些疼痛的征象减轻或消失，如面色苍白、出冷汗等。

（2）对疼痛的适应能力有所增强。

（3）身体状态和功能的改善，自我感觉舒适，食欲增加。

（4）休息和睡眠的质量较好。

（5）重新建立一种行为方式，轻松地参加日常活动，与他人正常交往。

术后疼痛，
您还在忍吗

（李贤珠）

外科加速康复搭建患者健康桥梁

一、案例导入

蒙女士，77 岁，由于腹部隐痛，便秘与腹泻交替进行，便中带血且近期体重下降8kg，去医院就诊。医生诊断为"右半结肠癌"，并行"腹腔镜下右半结肠切除术"。术前加速康复小组为患者制订个性化的康复计划：①术前教会患者使用面部疼痛表情评估表，术后重视患者疼痛主诉及时有效镇痛。②术后当日少量饮水并逐渐增加饮水量，缓解因禁饮食和麻醉造成的口渴感，增加患者舒适度。③鉴于患者年龄较大，术后第 1 日给予患者呼吸功能锻炼指导，防止相关性肺疾病发生。④术后第 1 日开始腹部按摩、离床活动、咀嚼口香糖、口服肠内营养粉刺激胃肠蠕动，预防术后肠粘连。患者积极主动配合康复计划，并于术后 16 小时肛门排气，术后 19 小时肛门排便，术后 7 日患者各项指标均已正常。患者出院，1 个月后返院复查,胃肠功能恢复正常,排便规律且大便颜色性状正常,体重增加 1.5kg,并且未发生术后粘连性肠梗阻、肠瘘等术后并发症。患者及家属对快速康复小组成员表示感激。

为什么个性化的康复计划可以使蒙女士在术后 7 日内快速康复出院?什么是加速康复外科?本文介绍如何帮助结直肠肿瘤患者实现术后的加速康复。

二、概述

1. 定义　加速康复外科(enhanced recovery after surgery,ERAS)目的是在患者围手术期采用一系列经循证有效的优化处理措施,帮助患者更快地达到生理、心理的快速康复,缩短住院时间同时降低医疗费用。

2. 分类　加速康复外科根据运用领域的不同其内容也不同,但都由术前、术中和术后康复措施组成。其中结直肠肿瘤的术前康复措施包括术前充分宣教,戒烟戒酒,调整至最佳营养状态,短程肠道准备,禁食 6 小时,禁饮 2 小时;术中康复措施包括慎重选用预防性抗生素,缩短麻醉和手术时间,防止术中低体温,限制术中补液量,不常规留置胃管,术后 24 小时后拔除尿管;术后康复措施包括疼痛管理,饮食摄入时间、活动方式指导。

三、案例分析

术前康复外科小组根据蒙女士的年龄较大、肿瘤位于右半结肠、个人营养状况制订出个性化的康复计划。蒙女士在手术后积极配合快速康复小组,完成疼痛控制、早期饮食摄入、呼吸和胃肠功能康复任务,从而达到术后疼痛 <4 分,术后第 1 日排便排气、营养摄入充足、无肺部感染、无术后并发症的理想目标。

四、健康教育

制订出合理的康复计划,是保证结直肠肿瘤患者早期快速康复的重要举措,主要分为以下方面:

1. 疼痛管理　术前教会患者使用疼痛表情评分法,并告知患者术后切口疼痛无须忍耐,及时告知护士,并按需给予口服或注射止痛药

2. 肺功能锻炼　年龄较大、心肺功能较差的患者易在术后出现相关性肺炎,则在术后第 1 日开始进行吹气球或三球呼吸训练仪。每日 3 次,每次 10~20 分钟,提高患者肺容量。

3. 咀嚼口香糖　患者在术后第 1 日开始咀嚼口香糖,每日 3 次,每次 10~20 分钟。通过咀嚼活动刺激唾液腺分泌唾液,缓解术后口干。同时口腔活动兴奋迷走神经,辅助刺激胃肠发生蠕动。

4. 术后饮食　术后 6 小时开始,每 4 小时进食 50ml 温水。术后第 2 日进食

1 000ml 流质饮食,术后第 2 日口服营养粉(6 勺 +200ml 温水)。

5. 下床活动　患者在护士和康复治疗师的协助下步行活动,术后第 1 日离床活动 2 小时,之后每日离床活动 6 小时,早期下床行走可预防术后粘连性肠梗阻发生。

6. 腹部按摩　患者仰卧屈双膝,可用单手掌或五指关节顺时针按摩腹部,每日 3 次,每次摩擦至腹部微微发热即可。通过刺激腹部皮肤和穴位,激活胃肠迷走神经,促进肠蠕动恢复。

外科加速康
复搭建患者
健康桥梁

（吴　晨）

如何缓解术后伤口疼痛

一、导入案例

张女士,50 岁,做完胆囊切除术后 2 小时,管床护士巡回病房时欲协助其翻身。患者因为伤口疼痛拒绝翻身,管床护士欲告知医生为患者开立止痛药医嘱。患者拒绝道:"伤口疼都是正常情况,忍忍就过去了!"随后患者因为伤口疼痛不敢活动而延长了术后恢复的时间,增加了住院费用。

为什么临床上会有这么多忍受伤口疼痛的案例?术后伤口疼痛真的要忍受吗?忍受疼痛会对机体造成什么影响?什么样的方法可以缓解伤口疼痛?本文介绍疼痛对我们的机体会造成哪些影响,止痛镇痛的最新观念以及有什么样的小方法可以缓解疼痛。

二、概述

1. 定义　手术后疼痛即手术后出现的疼痛,属急性疼痛的一种,主要是手术本身造成的急性创伤(切口)和 / 或内脏器官损伤及刺激和引流物的刺激引起的。术后伤口疼痛一般发生在麻醉作用消失之后,24 小时达到顶峰,一般 2~3 日逐渐消退,如果一味地无休止地忍受疼痛将会对机体造成很大影响。

2. 疼痛对机体的影响　疼痛可以对机体造成很多不良影响,使患者血压升高,心率增快,食欲不佳,内分泌紊乱,甚至出现精神症状。特别是对于术后患者,他们会因为术后伤口疼痛不敢咳嗽发生坠积性肺炎,不敢翻身发生压疮,不敢活动发生深静脉血栓。这些都是非常严重的术后并发症,大大增加患者术后恢复的时间,增加住院费用,降低术后满意度。所以说,疼痛才是严重影响患者术后恢复的一大阻力。

1995 年,美国疼痛学会提出:疼痛是第五大生命体征,与体温、脉搏、呼吸、血压一样受到重视;2001 年,亚太地区疼痛论坛提出:消除疼痛是患者的基本权利;20 世纪初超前镇痛的理念提出:应在术前术中术后均给与患者合理的镇痛才能充分缓解术后伤口疼痛。所以缓解术后伤口疼痛,观念首先要更新,不要等到伤口疼得受不了再用药。

三、案例分析

患者张女士,做完胆囊切除术后 2 小时,管床护士巡回病房时欲协助其翻身,患者因为伤口疼痛拒绝翻身。实则患者不知疼痛可使患者血压升高,心率增快,食欲不佳,出现精神症状。术后患者会因为术后伤口疼痛不敢活动出现严重的术后并发症。如果患者了解这些知识并向护士学习一些缓解疼痛的方法,如使用自控镇痛泵,转移注意力,减轻伤口张力等方法就会大大缩短术后恢复时间,减少住院费用,达到快速康复。

四、健康教育

缓解术后伤口疼痛的方法,主要有:

1. 正确使用患者自控镇痛。患者自控镇痛(patient controlled analgesia,PCA)(图 9-10),是指患者感觉疼痛时,主动通过计算机控制的微量泵按压按钮向体内注射医师事先设定的药物剂量进行镇痛。使用方法:带镇痛泵的患者保持连接的所有部件都处于开放状态,不要夹闭;当疼痛可以忍受时镇痛泵可自动给药每小时 0.5~1ml;当需要翻身咳嗽或伤口换药引起疼痛时,一定要在疼痛之前按压追加给药按钮来追加给药 1~1.5ml;然后镇痛泵会锁定,在 15 分钟之内不会重复追加给药。

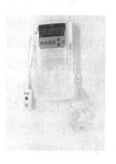

图 9-10 PCA

2. 分散注意力。患者可以看书、看电视、听音乐或者与家属聊天,不要注意力一直集中在伤口疼痛这件事上。

3. 减轻伤口张力。术后休息尽量采取半卧位,可以使伤口张力最小,缓解疼痛;同时也有利于胸腹腔积液的引流,加快术后恢复;此外,在咳嗽打喷嚏或用力排便等腹压增大的动作时一定要按压伤口。方法:沿着切口两侧用力向中间挤压,可防止腹压突然增大引起的伤口疼痛(图 9-11)。

> **缓解伤口疼痛口诀**
> 更新观念,超前镇痛;
> 正确使用,自控镇痛;
> 转移注意,减轻张力;
> 早期活动,快速康复。

如何缓解术后伤口疼痛

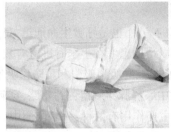

A. 半卧体位休息

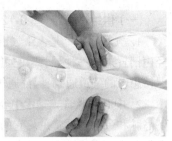

B. 按压伤口

图 9-11　减轻伤口张力方法

（潘翠云）

神奇的"管子"

一、导入案例

　　王某,女,62 岁,在全麻下进行普外科手术治疗,术中留置人工气道气管插管,置入右侧颈内中心静脉双腔导管一根、留置鼻胃管一根、留置腹腔引流管及盆腔引流管各一根,接引流袋引流,留置导尿管一根。

　　许某,男,45 岁,在全麻下进行神经外科手术治疗,术中留置人工气道气管插管,术中置入脑室引流管一根,接引流袋引流,留置导尿管一根。

　　李某,男,59 岁,在全麻下进行胸外科手术治疗,术中留置人工气道气管插管,术中置入右侧锁骨下中心静脉双腔导管一根、留置左侧胸腔闭式引流管一根,接密闭式水封瓶引流,留置导尿管一根。

　　我们知道在医院的外科病房中,患者因为自身疾病需要择期进行手术治疗,然而,在手术时医生会根据患者的病情置入一些"管子"来帮助患者治疗疾病和恢复健康。那么这些"管子"的作用是什么?手术后我们该如何去观察和护理?本文介绍这些术后神奇的"管子"。

二、概述

　　术后留置的管路分为供给性管路和排出体外的引流管路。供给性管路是为患者输入氧气、液体或营养来提供给患者能量。引流管路是将器官、体腔或组织间液排除体外或引流的方法,通过引流来预防血液体液、渗出液、尿液等在体腔内的蓄积,预防伤口继发感染、组织损害,从而促进手术术野死腔缩小或闭合,解除梗阻症状。还有一种特殊管路是可以起到双重作用的管路,既可以供给,又可以引流。

（一）供给性管路（图 9-12）

1. 气管插管　是人工气道的一种，也是呼吸生命通道，是经口腔或鼻腔内，再经声门置入的一种导管。它可以帮助患者在手术时进行有效的人工或机械通气，保持患者的气道通畅，保证通气供养、呼吸道吸引和预防误吸的发生。

2. 中心静脉管　是术中经中心静脉穿刺留置的管路，穿刺的部位选择以锁骨下静脉和颈内静脉常见。它的主要作用有两种：一是监测中心静脉压评估危重患者循环血容量及心脏功能的状态（正常值 0.5~1.2kPa）；二是通过管路进行快速输血、输液，抢救大出血、低血容量性休克的急危重症患者，最重要的是还可以进行全肠外中心静脉营养。

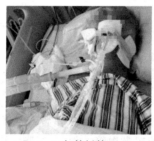
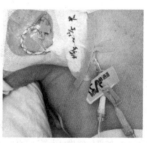

A. 气管插管　　　　　　　B. 中心静脉管

图 9-12　供给性管路

（二）引流管路（图 9-13）

1. 脑室引流管　是神经外科医生在颅脑手术时留置的管路，可以迅速降低患者的颅内压力，排除脑内积血，有效预防并发症，降低颅脑疾病患者的病死率，是抢救患者生命的关键通路。

2. 胸腔闭式引流管　是用于血气胸、脓胸的引流及心胸外科手术时留置的引流管路。它将引流管路一端放入胸腔内，另一端接入密闭式水封瓶中，保持患者的引流瓶平面低于胸腔引流口平面至少 60cm，来达到排除胸腔内的液体和气体，使肺组织重新张开而恢复功能的作用。

3. 腹腔、盆腔引流管　是普外科手术时医生放置在腹腔及盆腔内的引流管，主要是预防术后血液、渗出液在腹腔内或手术术野内积聚，以免组织损伤，继发感染，从而达到伤口良好愈合的管路。

4. 导尿管　是需要行全麻手术或特定手术的患者、为尿失禁或会阴部有伤口的患者进行引流尿液和记录单位时间尿量时留置的管路（正常成人 24 小时尿液 2 000~2 500ml，术后患者每小时尿量≥30ml）。泌尿外科患者在术中留置尿管，还可以起到持续膀胱冲洗的作用，从而达到治疗疾病的目的。

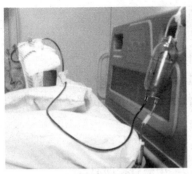
A. 脑室引流管

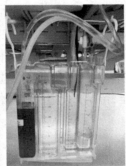
B. 胸腔闭式引流管

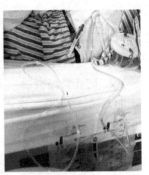
C. 腹腔、盆腔引流管

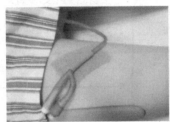
D. 导尿管

图 9-13 引流管路

(三) 双重性管路(图 9-14)

鼻胃管由鼻孔插入,经由咽部,通过食管到达胃部,一般置入的刻度为45~55cm。胃管的两种用途:一是做为引流管路,进行胃肠减压;二是作为提供患者胃肠营养的管路。外科术后留置胃管,起到持续胃肠减压,减轻胃内气体及液体的潴留,防止胃过度膨胀而减轻吻合口张力的作用。再者,术后根据患者病情,需要开启肠内营养时,胃管是营养液的必经通路,可以使胃肠道提供代谢需要的营养物质及其他各种营养素的营养支持方式,达到尽早恢复患者胃肠功能的作用。

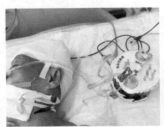
A. 鼻胃管—胃肠减压

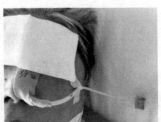
B. 鼻胃管—肠内营养

图 9-14 双重性管路

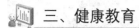

三、健康教育

对这些留置的管路进行观察和护理包含以下几个方面的内容：

1. 防止管路滑脱 妥善固定留置的管路，选择合适的管路固定贴或者胶布固定的方法，将管路二次固定，留足长度避免在操作中或者患者体位移动时牵拉，防止引流管脱出（图9-15）。

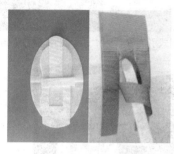

引流管护理要点

全身管路，妥善固定；

引流通畅，观察记录；

预防感染，尽早拔出；

一起守护，还我健康。

图9-15 管路固定方法

2. 保持引流管通畅 用正确的挤压手法对引流管定时进行挤压和挤捏（术后24小时内，每30~60分钟1次），避免引流管反折、受压，防止引流管堵塞。

3. 观察引流液 术后观察引流液的颜色、量、性状，术后引流量在每小时150~200ml，引流液颜色为血性或淡血性，如出现引流液突然增多，颜色逐渐加深，提示术区有活动性出血，应及时报告处理，进行止血处理，并做好记录。

神奇的"管子"

4. 预防感染 引流袋或引流瓶位置应低于引流管口。如患者外出进行体位移动翻身或外出检查时，应夹闭引流管，防止引流液逆行引起感染。根据医生要求，更换引流袋或引流瓶（一次性引流袋需要每24小时更换），操作过程中严格遵守无菌技术原则。

（保 晶）

正确看待餐后血糖监测

一、导入案例

王大爷，65岁，患糖尿病10余年，因为费用和穿刺的痛苦，平时在家只监测空腹血糖，餐后血糖基本靠猜，只要餐后没有不舒服的感觉就不会监测。他觉得餐后血糖高肯定都是吃造成的,只要每日管住嘴,血糖就不会高,即使餐后血糖高,稍微运动消耗一下,血糖也会慢慢降下来,因而完全没有监测的必要。但是,1 周前王大爷突然因为眼底出血到医院就诊。

张大妈,62 岁,1 个月前被诊断为 2 型糖尿病,医生告知其回家要坚持规律监测血糖,尤其是餐后血糖。张大妈遵从医嘱,将自己的三餐时间认真记录,每次测餐后血糖都要特别准确,有时因为其他事耽误几分钟,张大妈都会特别纠结,认为这样测得不准确。

王大爷和张大妈对于监测餐后血糖态度截然相反。为什么要监测血糖?监测餐后血糖到底有什么意义?测三餐后血糖必须要分秒必争吗?我们该如何看待餐后血糖监测?本文介绍糖尿病患者餐后血糖监测。

二、概述

1. 自我血糖监测(self-monitoring of blood glucose,SMBG) 是糖尿病管理的重要部分,通过 SMBG,患者可以了解血糖升高及低血糖的发生情况,同时对血糖进行及时可靠的评估,为饮食、运动及降糖药物的选择提供恰当的依据。美国糖尿病协会指出,对于血糖控制不良的患者需进行至少每日 4 次以上的血糖监测。

2. 餐后血糖监测意义

(1) 提高糖尿病患者阳性检出率:糖尿病患者最初仅在餐后出现胰岛素分泌不足,餐后糖耐量减低,出现餐后高血糖,随着病情发展,才出现空腹血糖增高。所以单一通过监测空腹血糖,必然导致相当一部分患者漏诊。

(2) 餐后高血糖是大血管疾病的独立危险因素,如果能够控制好餐后血糖,可有效预防心血管事件发生。

(3) 餐后血糖与糖尿病微血管并发症发生也有关系。研究发现,餐后高血糖会增加糖尿病患者发生视网膜病变的危险,而且也会加速视网膜病变的发展进程。

(4) 帮助医生更好地分析、评估糖代谢紊乱程度和治疗效果。

3. 餐后血糖监测时间范围 食物被摄入人体后,血糖的高峰应该是出现在餐后的 0.5~1 小时,而后逐渐下降,在 2 小时后就基本回到正常水平,3 小时则回到空腹水平。有研究表明,在测餐后血糖时,早餐后 2 小时血糖变化快,测定时间允许范围很小,只有 5 分钟,对于晚餐允许范围是提前或推迟 20 分钟,而中餐测定时间的最长允许范围是提前或错后 35 分钟。

三、案例分析

王大爷因为心理上不认可餐后血糖监测的重要性,加上担心费用与测血糖穿刺时带来的痛苦,使得他拒绝监测餐后血糖。然而餐后高血糖易引发日间血糖高波动,昼间持续性高血糖状态是糖尿病视网膜病变加剧恶化的重要因素,使得其出现眼底出血。相信加强对于王大爷的宣教,向他讲述监测餐后血糖可以有效预防糖尿病并发症的发生。

张大妈从心理上认同监测餐后血糖很重要,但是又过于小心。通过向其讲述餐后血糖监测时间的范围,使其心理上放松。另外需要向张大妈强调,要保持良好的心理状态,通过饮食、运动、药物、自我监测综合治疗及养成良好的生活方式,才能将血糖控制在平稳的范围。

四、健康教育

糖尿病是严重威胁人类健康的世界性公共卫生问题,我国糖尿患者群逐年增加。有学者的横断面研究表明,我国糖尿病患者血糖不达标以餐后血糖为主。餐后高血糖是糖尿病控制不佳的重要原因,因而餐后血糖监测很重要。

1. 空腹血糖监测并不能说明血糖控制情况,在经济条件允许下鼓励患者积极进行餐后血糖监测以维持血糖的持续达标。

2. 糖尿病患者不仅要定期监测餐后血糖,对于餐后血糖值的控制范围也要了解。《中国 2 型糖尿病防治指南(2013)》指出,糖尿病患者的餐后 2 小时血糖一般要控制在 10mmol/L 以下,尤其是对于老年糖尿病患者或并发症较严重的患者,要放宽血糖控制标准。但对于中年以下及病情不重的患者,由于轻度的高血糖就对血压、心血管有不利影响。因此,要尽可能把餐后血糖控制在 7.8mmol/L 以下。

3. 餐后血糖监测注意事项

(1) 计时从吃第一口饭开始:餐后 2 小时血糖监测机体对进餐刺激的血糖耐受程度,一旦进餐就会开始对机体构成刺激,导致血糖升高,胰岛素分泌变化等一系列反应。计时从第一口饭开始是一个标准,不同的人吃饭时间是不同的,有的人吃一顿饭只有 10 分钟,而有的人可能要 50 分钟,尤其是在外吃饭时间会更长。如果这时从餐后开始计时,这时体内血糖及胰岛素分泌水平已经开始变化。

正确看待餐后血糖监测

(2) 餐后血糖监测时间有一个允许范围:在时间范围内测量,血糖值影响不大,患者可合理安排时间。

(3) 正常服药后测量的餐后 2 小时血糖才准确:测量餐后血糖的目的是监测服药量以及饮食量对于病情控制是否适宜,根据测量值来帮助医生调整治疗方案。

(4) 正确采血。指血监测最好用无名指。测指血时采两侧,不要过分按摩和挤压针扎部分。采血部位轮换采血。

(陈雯雯)

正确认识"发物",合理健康饮食

一、案例导入

李某,颅脑胶质瘤术后第 1 日,24 小时未进食,医生建议:"种类多样,少食多餐;可先进食清淡流食,如鱼汤、鸡汤等。"家属却满脸疑惑,问道,"这些食物不都是'发物'吗?"

刘女士,怀孕期间由于激素水平异常导致子宫肌瘤,患者却道:"豆制品是'发物',都怪自己怀孕期间每日喝一杯豆浆。"

薛某,直肠癌术后患者,医生嘱:"高蛋白、高维生素,易消化饮食"。家属却道:"海鲜还是别吃了,都是'发物'。"

临床工作过程中,我们经常会听到这样的声音,但是,这些说法可信吗?

作为护士,我们知道这些说法当然是不科学的,肿瘤的发生虽然跟生活习惯有关系,但是跟所谓的"发物"关系不大。

二、概述

1. 定义 "发物"是可导致类似于变态反应性疾病的食物。常见的变态反应性疾病包括食物过敏、皮肤荨麻疹、支气管哮喘等疾病。

海鲜类是引起变态反应性疾病的常见食物。以螃蟹为例,常言道:"秋风起,蟹脚痒;菊花开,闻蟹来"。蟹类富含蛋白质、脂类、维生素以及矿物质,但碳水化合物含量较低。其蛋白质含量占高达 15%~22%,脂肪含量 1%~10%,碳水化合物仅占 1.5%,同时含有一定量的维生素 A、维生素 D、维生素 E、维生素 B_1、维生素 B_2 和烟酸,矿物质以硒、锌和碘的含量较高,其次为钙、钠、钾、氯、镁、铁等,是高蛋白、低脂肪的代表食物之一。

2. 中医分类 中医治病离不开辨证论治,所以食物也是"辨证论忌",要合理科学饮食,健康快乐生活。

(1)动火"发物":大葱、生姜、韭菜、花椒、胡椒等。目赤肿痛、火热内盛、发热、痔疮下血者食用,会加重临床症状。

(2)动风"发物":虾、蟹、鱼、鸡蛋等。过敏人群食用易加重过敏反应,痛风者食用易诱发痛风发作。

(3)助湿"发物":糯米、醪糟、饴糖等。脾胃虚寒、消化能力较弱者食用,容易加重湿滞。

(4)积冷"发物":梨、冬瓜、西瓜、莴笋、柿子等。体质虚寒、畏寒、代谢弱者食用,如老年人,容易加重寒症。

（5）动血"发物"：辣椒、白酒、羊肉、狗肉等。阴虚实热、内燥者,火热内盛、口舌生疮者食用,容易加重病情,同时肿瘤患者应慎食忌口。

（6）动气"发物"：豆类、莲子、山芋、芡实等。胃脘气滞、脾胃不和者食用,易加重肠胀气。

3. 发物因人而异——以肿瘤患者为例

（1）合理膳食模式可降低肿瘤发生风险

《中国居民膳示指南（2016）》中指出,合理膳食模式为结直肠癌的保护因素,可信等级为 B 级。同时,多项研究表明合理膳食模式可使乳腺癌发生风险降低 13%~33%。

（2）肿瘤术后患者饮食

1）无营养不良患者：保持乐观积极心态,维持标准体重,参照合理膳食模式健康生活。尽量少食动血"发物",坚决抵制致癌食物。可适量饮绿茶、红茶,提高机体抗氧化能力。

> **膳示指南推荐合理膳食**
> 食物多样、谷类为主；
> 吃动平衡、健康体重；
> 多吃蔬菜、奶类、大豆；
> 适量吃鱼、禽、蛋、瘦肉；
> 少盐少油、控糖限酒；
> 杜绝浪费、兴新食尚。

2）化疗后——营养不良患者：①清淡饮食,少食多餐（每日五到六餐）,水和饮食分开。可以喝果汁、陈皮茶、麦芽茶等清流质。②高热量、高蛋白饮食,餐前可食少许开胃、助消化食物,如山楂、酸奶、萝卜等。必要时需要补充药物制剂的维生素及矿物质。③富含膳食纤维素饮食,如新鲜蔬菜、水果、薯类等,防止便秘。④针对化疗后腹泻患者,避免给予加重腹泻的高纤维食物以及高脂肪食物。⑤根据自身体质,可补充一些补气益血的药膳,如阿胶糕、党参汤等。⑥多食有味的食物,如柠檬、香菇、洋葱等,可刺激味蕾、增加食欲。⑦针对化疗所致骨髓抑制的患者,需多食补血、养血的食物,如动物肝脏、黑米、花生、红枣、黑木耳等。

正确认识"发物",合理健康饮食

3）放疗后——出现内热的患者：避免动热、动风、动血的食物,宜食动气、动冷食物,如西瓜、鸭血、百合、莲子等凉性食物。

食物错综复杂,品性多种多样,切勿盲目扩大,过度解读。对待"发物"理论应去伪存真,客观对待。

（王　平）

保卫糖尿病高危足

一、导入案例

张先生,42 岁,糖尿病病史 10 余年,血糖控制不佳,吸烟史 20 年。2 个月前与朋友去果园采摘,左足掌心被钉子扎伤,简单消毒后未予重视,伤口间断换药2个月余未见好转。近日伤口流脓伴恶臭味,张先生到医院就诊,急查空腹血糖15.9mmol/L,足部皮温较低。收入院后,清创时发现残余树枝,完善相关血管等检查。张先生虽然积极配合,但是由于严重感染合并下肢动脉病变,最终给予左足截肢治疗,付出了失去左足的代价。

邢阿姨,56岁,糖尿病病史15年,平时血糖控制不佳,自述平时双足冰冷麻木,干燥脱屑。近日在家中热水泡脚,泡脚后自觉双足肿胀,未觉疼痛,不予重视。7日后自觉双足足趾紫黑色,双足红肿,恶臭味,到医院就医,经询问病史,以糖尿病足收入院。邢阿姨积极配合控制血糖,完善相关化验及血管检查。虽然经手术清创换药后邢阿姨康复出院,但是,此次住院,邢阿姨负担了高昂的医疗费,使本就不富裕的家庭,担子更重了。

糖尿病足让邢阿姨与张先生因为生活中的一些小事,付出了生命和经济等方面的巨大代价,对他们的健康及家庭构成了危害。糖尿病足溃疡感染,截肢后会使患者丧失自理及劳动能力,若长时间拖延治疗不但会导致截肢,严重者可引发全身感染导致脓毒血症从而危及生命。我们该如何应对?本文介绍糖尿病高危足的相关预防。

二、概述

1. 糖尿病高危足的定义及流行病学 糖尿病高危足是指糖尿病患者足部并发严重的周围神经病变(diabetic peripheral neuropathy,DPN)和/或周围血管病变(peripheral arterial disease,PAD),或者同时伴有足畸形,有随时发生糖尿病足的风险,但足部皮肤完整性未受到破坏。在2015年国际糖尿病联盟(IDF)组织的调查中显示,全球成年糖尿病患者(20~79岁)达到了4.15亿人。50%以上的糖尿病患者具有足溃疡及高危险的情况。2011年国际糖尿病足工作组糖尿病足处置和预防指南中提出:加强糖尿病足溃疡高危患者的教育和管理,开展糖尿病足溃疡防治的多学科合作和贯彻预防为主的理念,可以使糖尿病截肢率下降49%~85%。

2. 糖尿病高危足的相关筛查指标

(1)血糖监测:血糖控制平稳,可以有效地预防糖尿病足的发生。提高患者对血糖监测的重视程度,定期复查,根据个体化血糖的波动给予口服药物及胰岛素的及时调整;坚持监测血糖,使血糖控制在正常范围值内;理想情况下,保持空腹血糖6~8mmol/L,餐后2小时血糖8~10mmol/L,糖化血红蛋白6%左右。

(2)PAD的筛查:血液供应是下肢营养的根本。早期对患者血管病变进行干预,改善局部血运情况,可有效预防深部组织病变的发生,进而减少溃疡的发生。超声可直观反映糖尿病患者下肢动脉血管的病变,可用于早期血管病变的筛查。

踝肱指数（ankle brachial index，ABI）可反映下肢动脉血管情况，可广泛用于下肢血管的检查。ABI≤0.9时，提示足部缺血，需要注意保护足跟和内外踝部，有效预防糖尿病足的发生。

（3）糖尿病自主神经病变（DAN）的筛查：糖尿病患者由于感觉神经、运动神经和自主神经病变，从而会引起肢体麻木、踩棉花感等症状。压力觉、触觉、温度觉、振动觉、踝反射检查等相关因素的检查建议，可良好地反映 DAN 的情况。糖尿病高危足患者应每年复查一次。

三、案例分析

张先生，吸烟史20年，足心被钉子扎伤后，伤口间断换药2个月余未见好转，应考虑高血糖及血管的相关病变。糖尿病及糖尿病合并下肢血管的病变，会加速伤口的感染及发展。若机体持续处于高血糖状态，则会削弱皮肤对外界理化因素的抵御能力，从而导致皮肤极易破溃和感染。血液供应是下肢营养的根本，及时发现血管病变，尽早对血管病变进行干预可以有效预防糖尿病足的恶性发展。若张先生积极控制血糖，改善下肢血液循环，也许就不必失去左足。

邢阿姨，56岁，糖尿病病史15年，平时血糖控制不佳，自述平时双足冰冷麻木，干燥脱屑。糖尿病患者由于感觉神经、运动神经和自主神经病变，从而会引起肢体麻木、踩棉花感等症状。由于感觉的缺失，糖尿病患者并不适合热水泡脚，电褥子、电热宝等保暖措施，以免造成烫伤。若是邢阿姨了解高危足的注意事项，也许就可以避免烫伤，有效预防糖尿病足的发生和发展。

四、健康教育

积极有效预防糖尿病患者高危足的恶性进展，阻止糖尿病足的发生和发展，可以提高糖尿病患者的生活质量。预防措施有：

1. 普及高危足预防的重要性　使患者及家属掌握相关疾病的基本常识，了解早期预防的重要性及糖尿病足发生后的危害性。

2. 保护足部皮肤

（1）足部卫生清洁：患者每日用温水清洗足部，用全棉毛巾清理足面及足趾之间。清洁皮肤后，皮肤干燥、脱屑处使用皮肤保护剂。

（2）足部自检：每日进行足部自检，包括足部皮温、足趾色泽、足背动脉搏动、肢端皮肤感觉、皮肤是否干燥，足部表面是否有破溃等，预见性地对足部危险因素进行筛查，从而准确了解自身危险因素所在，有针对性地制订个体化预防措施，做到早发现，早治疗。

（3）相关皮肤保护剂使用：液体敷料等。

（4）避免不必要的损伤

1）避免热水泡脚,防止烫伤,建议用 37~39℃的温水泡脚。

2）天气冷时防止冻伤。

3）不可光脚走路或穿鞋,避免穿不合脚的鞋子,如高跟鞋、塑胶鞋、尖嘴鞋等。

4）仔细检查鞋内整洁无异物后方可穿鞋。

5）预防足癣,尽早发现,防止真菌感染。

6）修剪足部指甲不可修理太短,周边应留有部分指甲,避免甲沟炎的发生。

7）不可自行撕除倒刺及胼胝。

8）不可自行处理鸡眼,避免使用民间处理鸡眼的膏剂等。

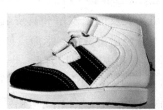

保卫糖尿病
高危足

图 9-16　糖尿病足鞋

（5）使用压力分散垫及糖尿病足鞋(图 9-16)。

（6）制订合理的饮食及运动计划。

（李沅洪）

宝宝烫伤了怎么办

一、导入案例

2 岁的童童在大人正在午休时自己爬上桌子想要倒水喝,可是不小心水杯倒了,里面是刚烧开的热水,一声大叫后开始嚎啕大哭。奶奶反应快,到卫生间拿来了牙膏:"快把牙膏给孩子涂上,一会儿就好了。"爷爷说:"还是先把孩子的衣服脱了吧!"这时,妈妈发现童童的手臂开始起疱,跟童童爸爸说:"把咱家的缝衣服针拿来把这疱先扎破吧!"爸爸听了他们的讨论后说:"你们也别病急乱投医了,还是马上送医院更安全。"这一家子说了这么多,哪个是对的?正确的处理方法如何?本文将介绍烫伤后的处理流程。

二、概述

1. 定义　烧伤是指一般热力(水、汤、油,或者是蒸汽、高温气体、火焰及灼热的金属液体,或者固体如钢水、钢锭等)所引起的组织损害,主要指皮肤和/或黏膜,严重者也可伤及皮下和/或黏膜下组织,如肌肉、骨、关节甚至内脏。

烫伤是由无火焰的高温液体(沸水、热油、钢水)、高温固体(烧热的金属等)或高温蒸汽等所致的组织损伤,是烧伤的一种特殊类型。如今,在全球范围内,烧伤发病率、严重程度、住院时间和死亡率均呈下降趋势。而我国儿童烧伤发生率远高于发达国家,这不仅由于我国目前是一个发展中的人口大国,主要还在于烧伤预防知识普及不够。世界卫生组织指出,在人类意外伤害中,烧伤最具破坏性。

2. 分类　烧伤深度一般采用三度四分法,即将烧伤分为Ⅰ°、浅Ⅱ°、深Ⅱ°、Ⅲ°。一般将Ⅰ°和浅Ⅱ°烧伤称为浅度烧伤。深Ⅱ°和Ⅲ°烧伤称为深度烧伤。

3. 临床表现

(1) Ⅰ°烧伤:仅伤及表皮浅层,生发层健在。表面红斑状、干燥,烧灼感。再生能力强,3~7日脱屑痊愈,短期内可有色素沉着。

(2) 浅Ⅱ°烧伤:伤及表皮的生发层和真皮乳头层 局部红肿明显。有大小不一的水疱形成,内含淡黄色澄清液体。水疱皮如剥脱,创面红润、潮湿、疼痛明显。创面靠残存的表皮生发层和皮肤附件(汗腺、毛囊)的上皮再生修复,如不感染,创面可干,1~2周内愈合,一般不留瘢痕,但多数有色素沉着。

(3) 深Ⅱ°烧伤:伤及真皮乳头层以下,但仍残留部分网状层,深浅不尽一致,也可有水疱;但去疱皮后,创面微湿,红白相间,痛觉较迟钝。由于真皮层内有残存的皮肤附件,创面修复可赖其上皮增殖形成上皮小岛;如不感染,可融合修复,需时3~4周,但常有瘢痕增生。

(4) Ⅲ°烧伤:又称为焦痂型烧伤。全层皮肤烧伤,可深达肌肉甚至骨骼、内脏器官等。创面蜡白或焦黄,甚至炭化。硬如皮革,干燥,无渗液,发凉,针刺和拔毛无痛觉。可见粗大栓塞的树枝状血管网(真皮下血管丛栓塞)。由于皮肤及其附件全部被毁,3~4周后焦痂脱落,创面修复有赖于植皮或上皮自创缘健康皮肤生长。愈合后多形成瘢痕,且常造成畸形。

4. 病因　烫伤是一种外部热源导致的组织损伤,皮肤与高温热源接触之后,接触部位的预热会持续向四周和皮肤深处扩散造成伤情的进一步扩散。

三、案例分析

当烫伤发生时,马上脱掉身上衣服以查看伤势正确吗?这一点是应该的,但是如果胡乱扯下衣服,尤其是手臂烫伤时扯下衣袖,在处理过程中由于衣物对烫伤的表皮产生的摩擦会加重对烫伤皮肤的损害,甚至会将烫伤的表皮拉脱。

涂上牙膏有用吗?涂上牙膏非但没有任何治疗作用,可能还会引起感染,其凝结粘连伤口会增加医生处理创面的难度,也可能因为颜色渗入组织而影响医生判断创面的深浅程度,耽误治疗。

用针刺破水疱对吗?烫伤的水疱如果直径小于2cm可不需刺破,若水疱直径大于2cm,或水疱位置在关节等活动频繁出及易摩擦处,为避免不小心弄破水疱,造成更大的伤口可刺破水疱,应到医院由医务人员进行处理以降低感染概率。

烧伤后立即送往医院对吗?不全对,医院是要送的,但在去医院之前也要做一些适当的处理。

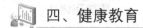 **四、健康教育**

如果真的发生烫伤该怎么办?首先要记住烫伤后五字发"冲、脱、泡、盖、送"(图 9-17):

1. 冲 烫伤后应立即用自来水冲。用自来水冲烫伤部位时,要坚持 15 分钟以上。冲的时候不要把水龙头直接对准烫伤部位,最好冲在伤口一侧,让水流到烫伤处,以防止自来水的压力过大,对烫伤处造成二次伤害。

2. 脱 边冲边用轻柔的动作脱掉烫伤者的衣服,如果衣服黏住皮肉,不能强扯,可以在流动水下用剪刀剪开。

3. 泡 在冷水中持续浸泡烫伤处 30 分钟。

4. 盖 如烫伤创面过大、过深,可选择消毒敷料、光滑无毛边的布类,或者经高温熨烫过的干净床单,覆盖伤口后抓紧时间送医院处理。

5. 送 病情较重者抓紧时间送到具有烧烫伤救治能力的医院接受正规处理。

小儿皮肤娇嫩,抵抗力差,没有自我保护能力,一旦烧烫伤后容易出现面积大,程度深的伤痕,易留瘢痕,尤其会给孩子的心里留下阴影。因此,家属们要做好防范,谨防孩子被烧烫伤。在日常生活中应注意以下几点:家属不要把孩子单

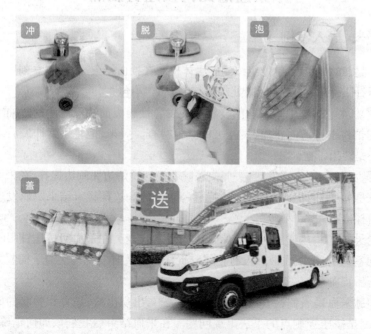

图 9-17 烫伤的处理

独关在室内,一定要有专人看护。

孩子好动,因而要管理好易燃物品和高温物品,如汽油、鞭炮、火柴、打火机、火炉、电熨斗等,把它们放置在孩子摸不到的地方。

给孩子用浴盆洗澡时,要先倒冷水再加热水调整水温。中间添热水时,最好将孩子抱离浴盆,由他人帮助添加热水。使用热水器时,要先将开关拧至冷水侧,然后缓慢把水温调高,并用自己的手试水温。

防烫伤秘诀

家中宝宝若烫伤,
沉着冷静莫慌张,
牢记冲脱泡盖送,
创伤降至最低点。

宝宝烫伤了怎么办

桌上不要放台布,以免孩子在拉扯台布时,弄翻桌上热菜饭或开水而引起烫伤。

热水瓶要放置在孩子摸不到的高处或柜子里,以免孩子碰倒而引起烫伤,也不要让不懂事的孩子自己拿开水或过热的饮料喝。

(沈 云)

采血后如何按压穿刺点

一、导入案例

小赵,28岁,参加单位组织的健康体检。在抽血结束后,小赵立刻用棉签头紧紧按压针眼,可过了一会针眼处却鼓起了一个"小包"。

刘某,43岁,吃了不干净的食物后突发急性肠炎前往医院治疗。抽完血常规的他匆忙将手臂弯曲止血,又赶去做其他检查。后来,他将手臂伸展后才发现针眼处还是渗出了血。

娇娇,5岁,因出现发热、头痛去医院看病。娇娇边哭闹边挣扎,在采完血后妈妈的安慰娇娇,因担心女儿疼,还特意一边按压一边揉搓。结果妈妈发现自己却给娇娇揉出来一个"小包"。

老吴,64岁,因胃癌入院后常规准备手术。老吴在采血后按压针眼不一会儿便把棉签扔了,然而血液并没有止住。责任护士及时发现再次给予棉签并重新进行按压后止血。

静脉采血是人们检查中的常用方式之一,出现出血、淤青和肿胀的原因是什么?原因是按压穿刺点的手法出现问题。在采血结束后我们该如何正确按压?本文静脉采血后如何按压针眼。

二、概述

1. 定义　静脉血液标本采集（intravenous blood sampling）是自静脉抽取静脉血标本的方法。其中肘窝位置的静脉是常用采集血标本部位，主要分为贵要静脉、肘正中静脉、头静脉。静脉血标本采集作为临床上最常用的护理操作技术之一，普遍用于人们的健康检查、疾病诊断以及治疗效果评价等。

2. 出血原因　由于不同人群皮肤脂肪厚度、血管距离皮肤的深浅程度以及护士的操作习惯和进针角度不同，采血针多数是先进入皮肤，在血管上方平行移动一段距离后再进入血管，这使得皮肤表面的针眼和血管壁上的针眼往往不在同一点。实际上血管壁上的针眼要比皮肤肉眼所见高 0.5~1.5cm。所以一旦应用错误的按压方式，则会导致出血、皮下淤血（图 9-18），甚至出现小血肿，对静脉血管造成一定程度的损伤使被采血者出现局部疼痛。

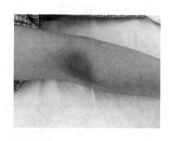

图 9-18　皮下组织淤青

三、案例分析

小赵用棉签头紧紧按压后的针眼处皮肤还是鼓出了一个小包，这便是由于按压面积过小造成皮下淤血。示指仅压住皮肤表面的出血点，并未能有效按压住血管上的出血点，血液渗到皮下，因此才会出现皮下淤血现象。正确的按压方法为应用棉签整体按压皮肤和血管壁出血点，以免引起血管继续出血（图 9-19）。

刘某在采血后直接把手臂弯起来利用夹角来达到止血的目的，而曲臂动作可因皮下脂肪或多或少使皮肤出血点和血管出血点位置发生改变导致按压不准确（图 9-20）。另外，屈肘按压不仅阻碍了肘部静脉回流，同时增加肘部静脉的血管内压力，使血管针眼向外渗血，形成皮下淤血。如假设一根橡皮水管破了个小洞，如果把破洞的前后屈起形成一个夹角，虽然堵住了小洞，水也会由于水流的压力从小洞泄出来。而当把橡皮水管平放，再次堵住出水点，它仍然可以向原来方向继续流动，不易从出水点泄出。

娇娇的妈妈在按住棉签后轻轻地揉搓针眼，以

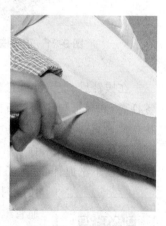

图 9-19　小面积按压

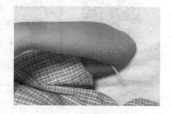

图 9-20　屈肘按压

为这样就会达到快速止血的目的。其实抽完血后的血管针眼处仍在继续出血，揉搓的动作不但不能够很好地止血，反而会加速出血。所以对于止血只能按压不要揉。

老吴按了一会儿就自认为不会再出血，然而，血管针眼处的血液凝固需要一定时间，按压时间如果太短仍然会存在出血的风险。因此我们在采血后至少要按压 3~5 分钟，如果是年龄稍大或者近期服用抗凝血药物的人，还需适当延长按压时间，即 8~10 分钟。

四、健康教育

临床上常用的按压手法（图 9-21）：

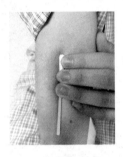

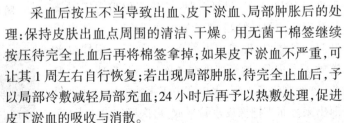

按压宝典

拔针按压有方法，
棉签血管平行放，
伸肘加压三横指，
三五分钟止血棒。

图 9-21 正确按压方式

在拔针后，上臂伸展且棉签平行于血管按压，并将棉签（棉签头向心方向，棉签梗离心方向）与穿刺点所在的血管平行放置，用示指、中指和无名指 3 指并拢来按压采血点 3~5 分钟，按压力度以指尖（皮肤、指甲）接近苍白即可。这样就能够同时压住皮肤针眼和血管针眼。此按压方法能有效保护静脉血管，减少局部出血、肿胀及皮下淤血，同时保证了手臂的美观。如果为高龄患者或凝血功能异常患者按压时间应该适当延长至 8~10 分钟甚至更长的时间，避免血管继续出血。

采血后如何按压穿刺点

采血后按压不当导致出血、皮下淤血、局部肿胀后的处理：保持皮肤出血点周围的清洁、干燥。用无菌干棉签继续按压待完全止血后再将棉签拿掉；如果皮下淤血不严重，可让其 1 周左右自行恢复；若出现局部肿胀，待完全止血后，予以局部冷敷减轻局部充血；24 小时后再予以热敷处理，促进皮下淤血的吸收与消散。

（钱 雪）

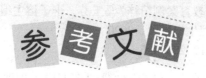

参考文献

［1］陈孝平,汪建平.赵继宗.外科学［M］.9版.北京:人民
卫生出版社,2018.

［2］李乐之,路潜.外科护理学［M］.6版.北京:人民卫生出
版社,2017.

［3］马玉芬.基本外科护理工作指南［M］.北京:人民卫生出
版社,2018.

［4］李利,张大双.临床常见疾病健康教育手册——外科分册
［M］.北京:人民卫生出版社,2018.

图书在版编目（CIP）数据

外科护理健康教育案例精粹 / 马玉芬，李子榕主编
. —北京：人民卫生出版社，2020

ISBN 978-7-117-28698-5

I. ①外… Ⅱ. ①马… ②李… Ⅲ. ①外科学 – 护理
学 – 健康教育 – 案例 – 汇编 Ⅳ. ①R473.6

中国版本图书馆 CIP 数据核字（2020）第 010413 号

人卫智网	www.ipmph.com	医学教育、学术、考试、健康， 购书智慧智能综合服务平台
人卫官网	www.pmph.com	人卫官方资讯发布平台

外科护理健康教育案例精粹

主　　编：马玉芬　李子榕
出版发行：人民卫生出版社（中继线 010-59780011）
地　　址：北京市朝阳区潘家园南里 19 号
邮　　编：100021
E - mail：pmph @ pmph.com
购书热线：010-59787592　010-59787584　010-65264830
印　　刷：三河市潮河印业有限公司
经　　销：新华书店
开　　本：710×1000　1/16　印张：13
字　　数：248 千字
版　　次：2020 年 6 月第 1 版　2020 年 6 月第 1 版第 1 次印刷
标准书号：ISBN 978-7-117-28698-5
定　　价：98.00 元

打击盗版举报电话：010-59787491　E-mail：WQ @ pmph.com
质量问题联系电话：010-59787234　E-mail：zhiliang @ pmph.com